新型コロナ
パンデミック下の
医療と移民

情報・保健・医療サービス

駒井 洋 監修
山田健司／小林真生 編著

藤田雅美
小松愛子
神田未和
清原宏之
池田早希
岩本あづさ
手島祐子
新居みどり
村田陽次
加藤丈太郎
弓野綾
沢田貴志
佐藤寛
仲佐保
青柳りつ子
小島好子
平林朋子
橋本翠
渡邊佳代子
金澤寛
メルビン・A・ジェバー
ザルディ・C・コラード
ジョハンナ・ズルエタ

明石書店

「移民・ディアスポラ研究」11 の刊行にあたって

　移民・ディアスポラの流入と定着にともなう諸問題は、重要な研究課題として日本でも近年急浮上してきた。第 2 次世界大戦後の日本社会においては、移民ないしディアスポラにあたる人びとは在日韓国・朝鮮人および在日中国人以外にほとんどおらず、しかもこの人びとは、単一民族主義のイデオロギーのもとで、できれば日本社会から排除すべき存在として、厳重な管理統制のもとにおかれていた。したがって、この人びとが移民・ディアスポラとして日本社会を構成する、欠くことのできない一員であるという認識は、政策的にまったく欠如していた。

　1970 年代から、外国人労働者をはじめとして、さまざまな背景をもつ外国人の流入が本格化したが、この人びとはあくまでも一時的滞在者にすぎず、いつかは本国へ帰国することあるいは帰国させることが政策の前提とされていた。このような状況にもかかわらず、移民ないしディアスポラとしての日本社会への定着は、まず在日韓国・朝鮮人や在日中国人からはじまった。この人びとのなかで外国籍を保持する者には特別永住者という日本での永住を予定する在留資格が与えられるとともに、日本国籍を取得して外国系日本人となる者が増加していった。また、非正規滞在者であっても、帰国する意思をもたない者には限られた条件をみたせば在留特別許可が付与されるようになり、その数は相当規模に達している。さらに日本人と結婚するなどの条件をみたした者には永住者という在留資格が与えられ、永住者は激増傾向にある。また、主として日本人の配偶者等あるいは定住者という在留資格で流入したラテンアメリカ日系人やその他の在留資格をもつ外国人の相当部分も日本社会に定着し、難しい条件をクリアして日本国籍を取得する者も増大している。つまり、日本に永住する意思のある外国籍者と日本国籍取得者とからなる、無視できない人口規模の外国系移民・ディアスポラは、日本社会にすでに確固とした地位を確立したのである。

　日本での従来の「移民」研究の主要な対象は、日本から主として北アメリ

カやラテンアメリカに渡った人びとであり、日本にやってくる人びととではなかった。そのため、「移民」研究にはこれまでとは異なる新しいアプローチが要求されている。ディアスポラは、「分散する」「拡散する」「まき散らす」などの意味をもつギリシャ語の動詞を起源とするものであり、近年、ユダヤ人ばかりでなく、国境を越えて定住する人びとをさす概念として広く使われるようになってきた。ディアスポラは、出身国と移住先国に二重に帰属しているから、その異種混淆性から従来の国民文化を超える新しい文化的創造をなしとげる可能性をもつ。また、ある出身国から離れてグローバルに離散したディアスポラは、いわばディアスポラ公共圏とも呼ばれるべきネットワークをグローバルに形成しつつあり、グローバル・ガバナンスの重要な担い手になりつつある。

このような状況に鑑み、われわれは「移民・ディアスポラ研究会」を結成することとした。その目的は、移民・ディアスポラ問題の理論的実践的解明とそれに基づく政策提言にある。この研究会は特定の学問分野に偏らず学際的に組織され、この趣旨に賛同する者であれば、誰でも参加できる。「移民・ディアスポラ研究会」を立ちあげる主な理由は、日本を中心としながらもグローバルな広がりをもつ、もっとも緊急に解明を要する課題をとりあげ、それに関する研究および実践の成果を体系的に整理しながら政策提言を行う「移民・ディアスポラ研究」のシリーズを刊行することにある。シリーズの各号には編者をおくが、編集には会員全員があたる。また、このシリーズはおおむね年1冊の刊行をめざす。

シリーズ第11号のメインタイトルは、「新型コロナパンデミック下の医療と移民」とすることとした。2019年末中国で発生したウイルス性の感染症は新型コロナ（COVID-19）と呼ばれ、短期間のうちに全世界を席巻し、日本にも2020年初頭から襲来し、3年が過ぎた2023年5月にはいり、ようやく5類感染症に移行した。新型コロナ禍による被害者は邦人ばかりでなく日本に滞在する外国につながる人びとをも直撃している。本書を刊行する目的は、この人びとの新型コロナ禍のもとでの状況を概括し、医療的施策を検討し、今後の方向性を模索することにある。

ある人びとの感染の程度が他の人びとより高いばあい、この人びとが感染

源となって他の人びとを脅かす。したがって、新型コロナにたいする医療的施策はすべての人びとに公平でなければならない。外国につながる人びととは、情報の獲得や医療費負担をはじめとして、多くの面できわめて脆弱であり、公平性からはほど遠い。本書の基本的視点は、このような公平性の欠如の検討にある。

　本書の大きな特徴として、典型的とみられる医療機関の具体的対応事例を提示していることがあげられる。その執筆者はいずれも現場におけるサポーターであり、その内容は生々しい迫力に満ちている。

　本書は3部から構成されている。第1部は「ワクチン接種を含む感染者への医療的対応」と題され、外国人の保健医療アクセス全般、海外の状況、相談センターの取り組み、群馬県太田市の事例の4章からなる。第2部は「医療現場における外国人対応の光と影」と題され、自治医科大附属病院、医療ソーシャルワーカーの活動、心理的・社会的サポート、広島市立舟入病院、日本人看護師および保健師の関わり方の5章からなる。第3部は「外国人へのパンデミックのインパクト」と題され、外国人医療介護労働者にたいする権利侵害、フィリピン人コミュニティにおける教会機能の崩壊、離婚と結婚への影響の3章からなる。

　このほか、巻頭に「年表」、巻末に「用語集」が付されている。

　本書が日本に滞在する外国につながる人びとの医療状況を改善することを切望する。

2023年5月11日

　　　　　　　　　移民・ディアスポラ研究会代表　　駒井　洋

<h1>目次</h1>

序章

近未来社会を映し出す医療と人権の位相

山田健司

プロローグ（前提）

　書物の編集は、難渋するのが常である。その時代や出来事を編む、という難しさよりも、むしろ編むはずの対象にこちらが編み込まれてしまう、いわばテーマのもつエネルギーや凄まじさに揉みくちゃにされてしまう危うさがある。この後者のインパクトは、パンデミックの只中で奔走する執筆者たちにも及び、その筆を揺さぶり続けていた。

　その最大理由は、本書のテーマが世界的に未曾有の大混乱を来すCOVID-19であり、さらに執筆者たちもまた感染者たりうる当事者性があったということだろう。このウイルスのパンデミックは、現代の人社会が本質的に内在している「業」のようなメカニズムを社会にも個人に対してもはっきり見せつけた。当初より3年以上を経たいまも、人社会全体が包含している負のレガシーをわたしたちに共有させ、メッセージを発しているように感じる。

　たとえばそれは、東京オリンピックに表徴される。感染者数が急増する時期に強行されたこの世界的イベントは、時の首相が「この催事は何があっても止められない」と言ったことの意味、つまりどれだけ感染症が拡大しても中止できないほどの何かを暗示したが、いまは明示されてしまっていること。緊急事態宣言発出をめぐって、都道府県に介入する国とその国を頼る地方が相俟って、やはり地方自治主体という憲法に明文化されている張子の虎を幾度も登場させたこと。病床数が圧倒的に多い日本で病床が逼迫し、コロナ病床設置で補助金を得た病院の空床が珍しくなかったことなど、この類の

1　当時の菅首相が「私は主催者ではない、五輪の開催権限はIOCがもっている」「参加者の安全を確保する」「安全・安心な大会を実現する」、という趣旨で一連の発言を繰り返し、科学的根拠を示さぬまま緊急事態宣言下で開催した。

現象は、日本社会にありつづけるゾンビのような旧態のシステムが、パンデミックによって其処彼処で今まで以上に鮮明に立ち現れた姿だといえよう。

ある事象（結果）を生む要因はさまざまであるが、それら原因はある程度想定され得る因子として捉えることで、相関や因果などの分析が可能になる。しかしこの感染症は、人社会に内在する問題を次々に提示しつづけている。本書は、「在日移民と医療・感染症」というようないわば定常的テーマではなく、おそらく初の経験である世界的パンデミックを長期に何波も起こし社会変容を生じさせている「COVID-19」と在日移民をテーマとしている。それは通勤通学の概念やテレワーク、不登校の増加、地方移住、DX化の加速、インフレーション問題、医療サービスの在り方等々、社会基盤全体におおきな影響を与えている。COVID-19は、漸次新たな問題を多角的に提示しつつ社会にインパクトを与え続けている。いったん生じた変化は継続し、コロナ前に戻ることはあり得ない。

コロナと在日移民の問題は、このメカニズムが生み出す大状況の中に焦点化する多くの問題点の一点である。このパンデミックは、人類史上において、人社会の危機としてウィルスが惹起している事象である。本書における移民特有のテーマ性はこの前提のうえに立脚している。

パラダイムの新生面

ワクチン接種をめぐって、当初よりWHOは世界的パンデミックの抑制という観点から、発展途上国へのワクチン供給の重要性をとくに先進国に訴えていた。新型コロナワクチン接種の優先度基準については、おおむね万国共通で、①医療従事者②高齢者③基礎疾患の保持者④その他の人の順である。しかしこれ以外にも、実質的に強力な基準がやはり存在していた。それは、①先進国②発展途上国という順番である[2]。

国際社会はWHOの主導でCOVAX[3]を設立した。ワクチン製造元と交渉して一括購入し、小国や新興諸国に配分する組織である。費用は先進国や民間団体が肩代わりする仕組みだ[4]。

ここにも巨大で国際的な経済的格差が存在しているといえる。各国のワクチン接種率と感染後の重症化や死亡率が、そのすべてに必ずしも正相関しているとはいえない。それはその社会の感染症の捉え方、政府の政策や医療供

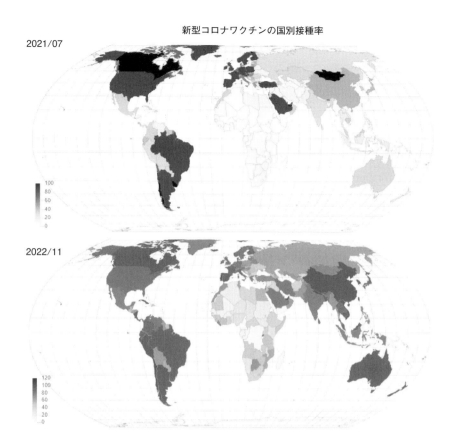

新型コロナワクチンの国別接種率

2021/07

2022/11

Masashi Idogawa, Shoichiro Tange, Hiroshi Nakase, and Takashi Tokino.
Interactive Web-based Graphs of Coronavirus Disease 2019 Cases and Deaths per
Population by Country.
Clinical Infectious Diseases 2020; 71:902-903.　　https://dx.doi.org/10.1093/cid/ciaa500
札幌医科大学医学部 附属フロンティア医学研究所 ゲノム医科学部門

　給体制上の差異などが原因している。加えてたとえば移民や人種など異質な
国民属性、つまり使用言語や出自の異なる人種構成や人口に占める移民の割

2　アフリカCDCヌケンガソン氏「先進国がワクチンをストックしアフリカ諸国が入手できない
　　のは、モラル上の危機」と発言。2021.2
3　COVID-19 Vaccine Global Accessの略、2020年4月設立。
4　支援対象国は約100か国。だが実際の供給量は全人口の2-3割程度に留まる。感染拡大抑制
　　には人口の6-7割接種を要する。COVID-19以外にも多数の感染症対策ワクチンの接収が求
　　められている。

合などが大きく影響している。ただこのような国の内情に差があってもなお共通していることは、経済的格差であり、偏見や差別と同等にもしくはそれ以上に医療供給上の格差を生じさせていることではないか。これは、個人や人種や何らかの一定規模の集団の単位においても同様である。このメカニズムは、COVID-19への対応だけではなく、というよりきわめてスタンダードであり、その代表例として気候危機問題への対応と現状があげられる。

　2022年11月COP27（国連気候変動枠組条約第27回締約国会議）がエジプトで開催された。人類の存亡に直結する地球温暖化による気候危機を回避するための国際会議は、COP3（「京都議定書」採択・1997年）から十数年を経ても実質的な効力を発揮できずにいる。その構造は、COVID-19に関する医療提供やワクチンを巡る状況と酷似している。先進国が産業革命以降、長年にわたり排出してきた大部分の温室効果ガスによる気候危機の被害が集中する小国・新興諸国への支援枠組みは、未だ皆無に等しい。気候危機について歴史的に責任を負っている先進諸国によって新興諸国の「損失と損害」は補償されるべき、という古くて新しい問題がCOP27でも一層焦点化している。

　気候危機におけるGGA[5]枠組の焦点である国際連帯税グローバル・タックス[6]というシステムは未だ十分に機能していないが、それでも切り札としての期待が実現化へ向かって増幅している。それは、理念や思想による批判や当為性の主張ではなく、人類存亡の瀬戸際にある、という科学的根拠に基づく現実と将来の絶対危機が、対応せざるを得ないパラダイムシフトを強く促す「社会力学」によるものである。ワクチン分配においてこのシステムに相当するのがCOVAXである。GGAとCOVAXのブレイクスルーの方向性は以前より相当に明確化してきたが、実現への進展は遅々としている。

「人権」の素性

　今日までつづく人権・権利の脆弱性は、現代社会が存立する基盤要因である「人権」概念の出自とその性質に由来している。そもそも人権は、崇高かつ不可侵であり人類に最重要の具体概念であると捉えられがちであるが、これは「祈り」の類であり、実情はまったく異なる。社会的学術的な訴えにも侵害は再現し、成就した物語は見当たらない。それは史実が証明している。枚挙に暇がないほどの戦争、飢餓、経済格差、紛争等々による人権侵害が近

代以降に途絶えたことはなく、むしろその範囲は局所から全世界的に拡大している。しかも人権侵害を引き起こす社会力学の中心的要因の中に「人権」そのものが機能しているのである。つまり「人権」自体が、人権侵害を引き起こす原因の中心で稼働している仕組みであることを意味する。この仕組みが、繰り返す戦争、気候危機、GGA や COVAX が遅滞する原因の主因として機能してきたことを今一度想起しておきたい。

18 世紀後半、欧米を中心にドミノ現象的に起こった近代市民革命の中で、「近代人権」概念は誕生した。資本主義経済社会発展の担保と議会制民主主義制度の確立を両輪にしたこの概念は、現代においてこそ万民の法を装っているが、当初は旧封民が転じた資本主義経済社会の支配層のみに適用されていたに過ぎず、その他大衆（主として男性）に擁護の傘が拡大するのが後期産業革命以降であったことは、近代史の通説である。

人権の原初的機能（人権 Ver.1）は、現代のように広範ではなく、生命・自由（主として経済活動）・財産は神の法の名のもとに保障されていると謳い、経済活動に寄与貢献し参画できる者（当初は支配層）中心に付与し保護する、きわめて限定的なシステム運用アルゴリズムだったといえる。

19 世紀後半の産業革命期以降に拡大した人権保障の領域は、飛躍的な経済活動の進展と労働力再生産のシステム化すなわち労働者の生活全般の安定という時代的要請によって同様の作動手順で稼働し、社会保障制度の創出がその領域を具体的に埋めていくことになる。

このアルゴリズムは現代社会においても有効に作用している。上にのべた戦争、気候危機、GGA や COVAX の遅滞にも効いている。資本主義経済活動への寄与・参画度が低位の者ほど人権や諸権利の侵害が亢進する傾向が継続的に存在し、これはただ個人だけに機能するのではなく、あらゆるレベルの社会に対して有効であり、国家単位も例外ではない。グローバル経済への参与度が弱い国と強い国の国際社会における地位や扱われ方の差が、それを

5　パリ協定 7 条規定の GGA「適応に関する世界全体目標(Global Goal on Adaptation)」において各国が拠出する気候危機適応の費用中、小国・新興諸国への適応（気候資金支援）は全体の 4 割を要するとされているが、実際には 2 割程度に留まっている。先進諸国が拠出する気候変動適応プロジェクト資金目標額 1 千億ドルも達成されていない。いわばパイが小さいままで、その 2 割であるから実質必要額の 3 分の 1 程度に留まっている。

6　Vulnerable Countries Demand Global Tax to Pay for Climate-led Loss and Damage.

物語っている。つまり今日拡大した機能役割をもつ人権概念の中においても、人権 Ver.1 という原型機能部分は、旧式で廃れるどころか、付加された新参の人権機能の背後でますますパワーアップしている。

パラダイム転換の必要性

　主に資本主義経済社会の活動と進展を担保し、経済活動自体がその体内に併せもつ自己崩壊性（アポトーシス）の抑止を使命とした社会保障の制度化を促進させてきた「人権」は、現在もその機能を存分に発揮している。諸権利侵害の度合いを強めながらその有効範囲を全世界的に拡大し、さらに人間界のみならず自然環境全般にまで及び、人類存亡の岐路を通過しつつある。人権 Ver.1 の機能は、現在もその有効性を確固と保っているといえる。

　ただ現代においてなお Ver.1 の稼働を可能にしていた環境に、ゲームチェンジャーになるほどおおきな変化が生じている。従来 Ver.1 は、経済活動が進展し「成長」することが可能な環境の存在を大前提としていた。この前提を背景にしてはじめて、経済活動への寄与・参画度による個別の人権保障というパラダイムが成立可能となる。この人社会を含む地球環境の永続性という神話の中で、権利の侵害と保障を繰り返すアルゴリズムとして人権 Ver.1 は近代以降君臨し機能することができた。

　しかしこの環境が所与のものではないことが科学的に証明され、気候危機、格差問題等々の課題が人権 Ver.1 では解決できないことが、迫りくる問題ごとに明らかになっている。

　経済成長への寄与・参画度というスケールは、気候危機問題への対応に適用すると危機が加速し、また感染症パンデミックに適用しても格差は解消しない。気候危機回避や未知のウィルスによる感染症抑制にも、有効ではないのだ。人間の選別と一定の再生を社会制度によって幾度もリピートする人権 Ver.1 の機能は、今日の地球規模の環境危機に対してすでに限界を越え、むしろ有害でもある。ワクチン接種を含む予防医療の重要性は、とくに危機的パンデミックにおいて対象の選別やとりこぼしを許容できないし、感染者を含む不偏的な医療処置を必須の条件としているからである。

　以上のように、現代においても人権の原初的機能は、人類を存亡の崖っ淵まで追い詰めながら未だに強く作用しつづけている。気候危機にみる地球環

境変化を直視し、近未来に向けた人権のパラダイム転換が求められているのである。日本では、ウィルスによる感染症の対策と医療体制整備を主眼として「内閣感染症危機管理統括庁」が新設される。その成否も全く同じ土壌に立脚している。

＊

　本書の公刊は COVID-19 命名以前を含めると 3 年目にあたり、パンデミックが感染症 5 類へと移行する時期となる。12 編の論集となった。記述されたこれら生々しい実態は、既述した人権 Ver.1 の限界を赤裸々に活写している。さらに多くの事例は、Ver.1 から転換すべき方向への模索と挑戦の記録でもある。そこには人権 Ver.2 のオルタナティブな像さえもが、はからずも映し出されている。

　3 部構成の概要は以下のとおりである。参考にしていただきたい。各章の内容を読者の関心にしたがって選別して読んでいただければと願う。

　1 部は、パンデミック下における医療的な対応についての論集である。ワクチン接種を含む医療供給体制の葛藤と体制づくりの実態記録である。大混乱の中でワクチン接種の枠組みがどのように構築されていったのかのドキュメンタリーは、きわめて示唆的であり貴重な資料となろう。ここには NPO 機関の奔走や地方医院の地道ではあるが、しかしある種の覚悟が示されている。パンデミック初期のころに、TV は頻繁に地方医院の奮闘ぶりを伝えていた。そのような医院は各地にあったのだろう。医療者の気概が伝わる。また NPO などの活動が、すでに社会基盤の一角を確かに形成し、きわめて有用かつ重要不可欠な存在となっていることを再認識させられる。社会組織的なインフラであるともいえる。NPO の ID の神髄を示す活動記録である。

　2 部は、医療現場での外国人や移民に対する医療そのもの以外の領域を扱っている。医療ソーシャルワークや看護師・保健師の本領部分、すなわち外国人患者を生活者と見なした視点であるともいえる。その方々をパンデミック下の医療はどのように取り扱ったのか、熾烈な実態や分析は、しばし眼を宙に誘うが、医療の本質を逆照射によって映し出している。医療とは医学と治療のみで成立しているのではない、という生の事実と現実に向き合うことになる。

　3 部は、在日移民とくにフィリピン出身者たちの身に、パンデミック下に

おいて何が起こったのかに焦点を当てた論集部分である。パンデミックによって医療と福祉に従事する外国人が被った影響に関する研究は、海外が先行している。ワーカーの権利侵害を促進したというこれら研究成果を日本の現場に援用し、その類似性を示した報告は貴重である。これらの現象は、世界中の知られざる多くの医療と福祉の現場で生じていたはずなのだ。また、日本の地方都市に暮らす外国人のコミュニティ形成の核である教会が、パンデミックによる変容とともに崩れていった影響とその意味、コロナ下における外国人の結婚と離婚件数の変化と推移を基にした推論などを収めている。

　この間に世界中で医療領域に限らず社会経済的に多くの大イベントが起こってきた。この落差のおおきい危機的変転を日本の医療中心ではあるが、記憶に留める要があると考え「年表」を作成した。本文を読まれる際にどの時期のことか、照合に利用していただきたい。
　また、8波までの間に社会が直面した課題が、その都度異なった局面において次つぎに立ち現れてきた。これらをすこし深堀りして留めるために「用語集」を付し、この混乱する期間の要約的要素を加味したつもりである。

　本書の刊行は、当初の企画時期から3年目という『移民・ディアスポラ研究』発刊史上もっとも長時間を費やしてしまった。すべて編者にその責がある。途中から助っ人として共同編者に参加してくださった小林真生先生には、原稿の校閲を含めさまざまにご面倒をお掛けした。本書が日の目を見れたのは、先生のお陰である。
　監修の労をとられた駒井洋先生には、たいへんなご心労をお掛けした。移民の国際研究における碩学が、これほどまでの寛容性を示されたことは、編者にとって幸運以外の何物でもない。心底より御礼を申し上げたい。
　明石書店の黒田貴史氏には、企画から編集作業にわたり広範にお世話になった。誠に有難うございました。
　最後に、本書がこんご確実に加速する社会変容の中で、感染症医療と移民研究の一助になることを執筆者一同ともに願っている。

2023年5月　　　　　　　　　　　　　　　　　　　　　　編者　山田健司

新型コロナ関連年表

年月	波数	政権	トピック
20.01		安倍晋三	・中国・武漢で新型ウイルス発生の報道 ・日本でも感染者確認
20.02			・情報拡散に伴いマスクやアルコール消毒液の入手が困難に ・3日：ダイヤモンド・プリンセス号横浜港へ到着 ・14日：政府が専門家会議を設置 ・日本を含め各国で中国人（アジア人）への差別発生 ・休校・イベント自粛の動き強まる
20.03			・2日：全国一斉休校開始 ・13日：「新型インフルエンザ等対策特別措置法」改正で緊急事態の宣言可能に ・病院内をはじめ各所でクラスター感染が発生し、国内外の旅行者減少 ・首都圏一円の知事が週末の外出自粛要請 ・WHOがパンデミックを表明し、中国国外の感染者が中国を上回る
20.04	①		・1日：布マスク（通称：アベノマスク）を全世帯に2枚ずつ配布すると政府発表 ・7日：初めての緊急事態宣言（16日に全国に拡大し、5月25日終了。以後、東京都の期間を提示） ・11日：図書館、体育館、パチンコ屋、バー、カラオケ店等に休業要請 ・アメリカで死者急増（BLM運動活発化の中で黒人の割合の高さも指摘される） ・20日：4月27日時点で住民基本台帳に記録されている人に1人当たり10万円の特別定額給付金が給付されることが閣議決定
20.05	①		・欧米での手厚い経済対策が報じられる ・朝鮮大学校の生徒を除く困窮学生に最大20万円給付（留学生は成績上位3割との基準示される）
20.06			・学校が本格再開も大学ではオンライン形式が主流に ・コロナ対策で積極的に情報や意見を発信してきた専門家会議に対して、政策の決定権は政府にあることから「踏み込み過ぎ」との批判噴出
20.07	②		・6日：専門家会議の廃止を受け、経済等の専門家も含めた「新型コロナウイルス感染症対策分科会」を設置（以下、分科会と表記） ・22日：Go To トラベル開始（〜12月28日）
20.08	②		・技能実習生2万人が帰国できず ・28日：安倍首相退陣表明
20.09	②	菅義偉	・技能実習生に異業種就労許可 ・コロナ死亡者世界で100万人超
20.10			・WHOワクチン公平配布枠組み167カ国・地域参加と表明、資金と支援を併せ要請。 ・OECD各国の移民への新型コロナの影響を報告書に。失職、高感染率、出入国制限が顕著。 ・ワクチン接種、高齢者以外に拡大。
20.11			・9日：分科会が対策強化を求め緊急提言発表 ・20日：分科会がGo To トラベルの見直しを提言し、翌21日政府がGo To キャンペーンの見直しを表明 ・世界の感染者5000万人超 ・日本におけるコロナ関連失職者が7万人超

20.12	③	菅義偉	・ＵＮＩＳＥＦ世界で13億人の自動、自宅でネット環境なし、教育機会喪失と発表。 ・新型コロナ世界の死者数が1日1万人以上のペース常態化に。 ・大晦日・元旦、すべての関東地方鉄道が終夜運転中止。
21.01	③		・8日：緊急事態宣言（〜3月21日） ・コロナ死亡者世界で200万人超 ・コロナ感染者世界で1億人超
21.02	③		・2020年の日本への入国者86％減少と発表 ・19日：日本で医療従事者への第1回ワクチン接種開始
21.03			
21.04	④		・1日：「まん延防止等重点措置」が大阪など6都市に初適用 ・25日：緊急事態宣言（〜6月20日） ・コロナ死亡者世界で300万人超
21.05	④		・オリンピックを開催するか否かの議論が高まる。 ・24日よりワクチンの接種の遅れを受け東京と大阪に自衛隊大規模接種センター開設
21.06	④		・2日：国会で分科会会長が「普通はオリンピック開催は無い。開催するなら規模の最小化と管理体制の厳格化が必要」と発言 ・21日：前日に緊急事態宣言が解除された東京をはじめ6道県がまん延防止等重点措置の対象に
21.07	⑤		・オリンピックで観客を入れるか否かの議論高まる（結果的に一般の観客は原則入場させずに開催） ・コロナ死亡者世界で400万人超 ・12日：緊急事態宣言（〜9月30日） ・23日：オリンピック開幕（〜8月8日）
21.08	⑤		・12日：分科会が東京都の人出を7月上旬の5割まで減らす必要があるとの緊急提言 ・24日：パラリンピック開幕（〜9月5日。オリンピック同様無観客） ・世界の新型コロナ感染者2億人超
21.09	⑤		・3日：コロナ対応の混乱等で支持率低下の菅首相、自民党総裁選不出馬を宣言
21.10		岸田文雄	・4日：岸田首相就任。コロナ対策は専門家による発信後、世論の動向を受けて決定する姿勢をとる傾向に
21.11			・コロナ死亡者世界で500万人超 ・8日：新規感染者の減少を受け、技能実習生や留学生の新規入国を認める ・30日：オミクロン株の拡大を受け、全ての外国人入国を停止
21.12			・沖縄や岩国などの米軍基地で感染拡大（翌月9日より沖縄、山口、広島がまん延防止等重点措置の対象に）
22.01	⑥		・21日：東京をはじめ16都府県がまん延防止等重点措置の対象に（〜3月21日） ・世界の新型コロナ感染者3億人超 ・8000万枚の在庫があり保管費に6億円を要していたアベノマスクを希望者へ配布受付開始
22.02	⑥		・技能実習生や15万人が未入国の留学生、介護人材等への水際対策緩和 ・世界の新型コロナ感染者4億人超

22.03	⑥	岸田文雄	・コロナ死亡者世界で600万人超
22.04			・オミクロン株の重症化リスクが低いことを受けて、世論だけでなく分科会でも行動規制等への意見が分かれる ・ワクチン4回目以降の接種は60歳以上か18歳以上で基礎疾患を持つ者その他、重症化リスクが高いと医師が認める者に限定すると政府発表 ・世界の新型コロナ感染者5億人超
22.05			・厚労省へコロナ対策を助言する専門家組織が「周囲との距離がある場合、屋外でのマスク不要」との見解を示す ・コロナオミクロン株BA4/5日本国内検疫で初確認 ・中国上海で感染拡大、ゼロコロナ対策にWHO懐疑的、中国国内で民衆が抗議。 ・アメリカ　新型コロナ死亡者が100万人超える ・ワクチン、60歳以上などを対象に4回目接種がはじまる
22.06			・感染者減少に鑑み、有識者会議「まん延防止」見直しを示唆。病床整備いまだ不十分、指摘事項への対応不十分と苦言 ・観光外国人受入れ、大相撲出稽古、国内航空便通常運行など再開 ・国内新規陽性者が徐々に増加傾向を見せ始める
22.07	⑦		・世界で感染者30％増加、BA4/5主流に、WHOが警戒 ・都知事「まん延防止」適用基準明確化要求、全国爆発的感染拡大で病床ひっ迫過去最高、政府緊急提言 ・PCR・濃厚接触者待機が機能不全に、受診難民も発生するが政府は行動制限は不必要と判断 ・各種交通機関で感染者拡大し業務員確保困難、運航休止が相次ぐ
22.08	⑦		・4つの医学会が軽症者受診控えてと要請、保健所の対応限界に、日本の感染者数が世界最多とWHO発表 ・オミクロン対応ワクチンが10月以降に接種開始、あまりにも遅いとの批判、日本の対応で遅れ再現 ・3年ぶり行動制限無しで帰省ラッシュが各地でピークに。入院困難者増で自宅療養者も過去最高を記録 ・岸田首相感染オンラインで公務に就くもコロナ全数把握見直し表明、入国時陰性証明免除へ
22.09	⑦		・7波減少傾向で水際対策緩和、Jリーグ声出し応援も緩和へ。軽症無症状者外出制限も緩和、療養期間も短縮、厚労省 ・専門家会合　インフルエンザ同時流行を懸念 ・首相　10月から更なる各種制限緩和を表明。感染者数全数把握の簡略化が全国一律で開始
22.10			・高齢者施設感染者拡大、入院困難で施設内で療養 ・水際対策大幅緩和、個人旅行解禁、屋外マスクは原則不要、「全国旅行支援」開始、航空業界は人手不足 ・WHO緊急事態宣言は当面つづける方針 ・大規模接種会場で5回目開始 ・都内でオミクロン「XBB」を初確認
22.11			・国際線便数昨年度比で3倍に増加するも、全国で新規感染者数が増加に転じる。政府8波に備えを呼びかけ ・塩野義製薬、国内初のワクチン承認申請、飲み薬「ゾコーバ」が本格供給へ ・発熱外来が急増。全国医師会が政府は新型コロナの扱いの見直し判断を

22.12	⑧	岸田文雄	・中国、各地でゼロコロナ対策への抗議活動を受け対策見直しへ、感染者数は高止まり、実態公表されず ・全国感染者数が4か月ぶりに20万人越え。全国的に医療スタッフ感染急増で体制深刻化 ・日本でコロナ死者数高齢者を中心に過去最多を記録。政府は感染症法上の分類を見直しへ
23.01	⑧		・全国の県で感染者過去最高。「XBB.1.5」米で急速に拡大 ・中国がゼロコロナ政策終了、入国後隔離など撤廃、人口の8割11億人余りが感染か ・新型コロナ死者数1ヶ月余りで1万人越で過去最高を記録、専門家会合が年齢別の分析重要性を表明 ・15日で国内初感染確認から3年、国民「不安だ」90%で減少せず ・日本版CDCは国立健康危機管理研究機構として設立へ。感染症法「5類」5月移行へ政府方針決定
23.02			・世界の死者数が600万人に。WHO国際的緊急事態の宣言を継続、感染拡大と経済的社会的緩和の両立課題 ・文科省・厚労省が卒業・入学式など学校式典でのマスク緩和通知、個人も3月13日からは本人判断 ・東京や大阪など大都市での抗体(既感染者)保持者が3割に急増 ・雇用調整助成金　新型コロナ特例措置が終了
23.03			・シンガポールや香港でマスク着用義務撤廃、コロナ対策規制がなくなり、コロナ前にもどる ・5類移行の後、検査や診療の自己負担を厚労省が検討 ・米ジョンズ・ホプキンス大学、正確なデータ収集困難理由に世界感染状況データ更新を終了 ・世界感染者数累計約6億7657万人、死者688,18万人（3月10日現在）
23.05			・WHO、新型コロナウイルス感染症に関する緊急事態宣言を終了（2020.1.30～2023.5.5） ・ただし「依然として大きな脅威」と警告

第1部
ワクチン接種を含む感染者への医療的対応

第1章

外国人の保健医療アクセス
──新型コロナ・ワクチン接種をとおして見えてきた課題

藤田雅美・小松愛子・神田未和・清原宏之・池田早希・岩本あづさ・手島祐子・
新居みどり・村田陽次・加藤丈太郎・弓野綾・沢田貴志・佐藤寛・仲佐保

1　はじめに

　本稿では、外国人に対する新型コロナ・ワクチン接種の状況を国際的な枠組みを用いて記述した上で、外国人の保健医療へのアクセスをめぐる課題について考えたい。

　国際的な枠組みとして、移民の保健医療サービスへのアクセスと、新型コロナ・ワクチン接種に関する政策フレームワークや評価ツールがいくつか発表されている。これらのうち、①移民統合政策指数・保健医療領域、②健康の公平性に関する欧州共同行動が開発した国別評価テンプレート、③国連の移民労働者委員会等が作成した、すべての移民のための新型コロナ・ワクチンへの公平なアクセスに関する共同ガイダンスノート、④世界保健機関による、移民と難民における新型コロナ予防接種に関する原則と考慮すべき事項：中間ガイダンス、の4つについて検討した。その上で、日本における外国人の新型コロナ・ワクチン接種をめぐる状況を記述するための枠組みを作成した。

　一つ目の「移民統合政策指数・保健医療領域 Migrant Integration Policy Index（MIPEX）Health Strand」は、52カ国の政策評価に用いられてきた。評価指標は、i）保健医療サービスの利用資格（Entitlement）、ii）保健サービスへのアクセスのしやすさ（Accessibility of health services）、iii）応答性の高い保健医療サービス（Responsive services）、iv）変化を促進するための対策（Measures to promoto change）、の4つの分野から構成されている。本稿では、外国人の新型コロナ・ワクチン接種の状況を記述するだけでなく、保健医療へのアクセスについても考察したいと考え、移民の健康の公平性を評価するために世界で幅広く用いられている移民統合政策指数・保健医療領域を主に活用することとした。さらにその中でも新型コロナ・ワクチン接種に最も関連性が高いと思われる項目を選択することにした。

　健康の公平性に関する欧州共同行動 Joint Action on Health Equity Europe 2018-

2021（JAHEE）は、「移民と健康に関する国別の評価テンプレート」を開発した。先述した移民統合政策指数・保健医療領域が、国家間の政策を点数化して比較することを意図しているのに対し、健康の公平性に関する欧州共同行動が開発したこの国別評価テンプレートは、各国の状況をより詳細に、かつ広いアングルで評価するよう設計されている。そこで本稿では、これを新型コロナ・ワクチン接種の日本での導入、展開（ロールアウト）の概要を説明するために用いた。

国連移民労働者委員会 United Nations（UN）Committee on Migrant Workers、移民の人権に関する国連特別報告者 the UN Special Rapporteur on the Human Rights of Migrants、国連人権高等弁務官事務所（OHCHR）などは、「すべての移民のための新型コロナ・ワクチンへの公平なアクセスに関する共同ガイダンスノート Joint Guidance Note on Equitable Access to COVID-19 Vaccines for All Migrants」を発表し、6つの行動ポイントを示している。

i) すべての移民とその家族に対して、国籍や在留資格に関わりなく、差別することなく、新型コロナ・ワクチンへの公平なアクセスを提供する。

ii) 各国における新型コロナ・ワクチンの優先順位付けは、新型コロナウイルスへの感染リスクが最も高い移民の脆弱性、リスクとニーズを考慮に入れる。

iii) 非正規滞在を含む移民が新型コロナ・ワクチンにアクセスする上での障壁を克服するための措置をとり、公平なアクセスを促進するプロトコルを確立するとともに、移民が理解できる言語と利用できる方法で、ターゲットを絞ったアウトリーチを行い、必要な情報を提供する。

iv) 報告、勾留、強制送還、その他の在留資格に基づく罰則の恐れやリスクを防ぐために、入国管理と新型コロナ・ワクチンサービスとの間のファイアウォールを設定する。ワクチン登録は、在留資格に関する情報を収集したり共有したりするために使用しない。コミュニケーション・メッセージと広報キャンペーンは、非正規移民が新型コロナ・ワクチンへアクセスする過程において、罰せられたり、在留資格に関する執行の対象とならないことを明示すべきである。

v) 公衆衛生の対応から非正規移民を含む移民を排除することにつながるような、移民に対する有害な言説を強めるレトリックや用語を避ける。公衆衛生に関する広報とレトリックに移民を含める。

vi) 新型コロナ・ワクチンへの普遍的かつ公平なアクセスを世界的に保証し、移民とその家族を含む人々のためのワクチンを経済的・財政的理由で入手しづらい国々

の状況を特別に考慮するための協調的な戦略と協力のメカニズムをつくる。

これらのうち、新型コロナ・ワクチン接種特有の観点と考えられる、ワクチン接種の優先順位付け、ターゲットを絞ったアウトリーチ活動、"ファイアーウォール"と呼ばれている入国管理当局への通報義務免除、新型コロナ・ワクチン接種に関する多言語情報の提供などの項目を、本稿の検討項目に盛り込んだ。

世界保健機関 WHO による「移民と難民における新型コロナ予防接種に関する原則と考慮すべき事項：中間ガイダンス」は、難民や移民に対する新型コロナ・ワクチン接種に関して次のような原則を明示した。

i）　難民と移民の新型コロナ・ワクチンへの普遍的かつ平等なアクセスを、在留資格に関わらず国民と同様に確保する。

ii）　難民や移民による新型コロナ・ワクチン接種サービスへのアクセスや国を越えた移動を妨げる障壁に対処する。

iii）新型コロナ・ワクチン接種の向上とワクチン忌避への対処。

iv）新型コロナ・ワクチン接種の計画と実施へのコミュニティの参加を得るとともに、信頼を築き誤った情報に対抗できる効果的なコミュニケーションを強化する。

v）　サービスが届きにくい地域に住む難民や移民のための革新的なアプローチとワクチン接種戦略を開発する。

これらのうち、上述の国際的枠組みに明示的に含まれていない、ワクチン忌避（vaccine hesitancy）への対応と移民コミュニティの取り込みの2点を、本稿では活用した。

上記に基づき、5項目の観点から、日本における外国人の新型コロナ・ワクチン接種の状況を記述する。

i）　新型コロナ・ワクチン接種の国内実施についての概要（接種対象者の優先順位を含む）

ii）　在留資格に応じた新型コロナ・ワクチンの接種資格（非正規滞在者の入国管理当局への報告義務を含む）

iii）新型コロナ・ワクチン接種サービスへのアクセス（情報の普及と伝達、文化の仲介とナビゲーションの2つの観点を含む）

iv）新型コロナ・ワクチン接種サービスの応答性（様々なプロセスや外国人居住者へのアウトリーチにおける各段階での言語やその他のバリアへの対応を含む）

ⅴ）変化を促進するための対策（外国人コミュニティの取り込み、データの収集と利用を含む）

　このうち、ⅰ）とⅱ）に関しては、内閣官房・厚労省等のホームページから入手可能な手引き、事務連絡などを検討した。ⅲ）、ⅳ）、ⅴ）については、出版された論文・報告書に加えて、グレーリテラチャーと呼ばれる出版されていない文献を対象に含めて収集・記述した。（これらはいずれも2022年2月時点の情報収集に基づく）

　なお、本稿では「移民」とは、国連経済社会局 United Nations Department of Economic and Social Affairs（UNDESA）の定義する international migrant を指し、「レクリエーション、休暇、友人や親戚への訪問、ビジネス、医療、宗教的巡礼」による移動を除いて、「通常の居住国を変更するすべての人」を指している。

2　外国人に対する新型コロナ・ワクチン接種の状況

2.1　新型コロナ・ワクチン接種の国内実施についての概要

　日本における予防接種事業は、予防接種法に基づいて実施されている。2021年1月に新型コロナ・ワクチン担当大臣が任命され、その実施手順については、厚生労働省が手引きを出している。接種の対象は、住民基本台帳に記録されている住民であり、戸籍や住民基本台帳に記載されていない居住者は、市町村長や特別区の長が必要と認めた場合に行われることになった。2022年2月現在、ワクチン接種は満12歳以上の人達の努力義務として、希望者に対して無料で実施されている。全国1718の市町村が、クリニック等の個別接種実施医療機関との契約、接種券の発行、接種予約システムの運営、集団接種会場の設置などを担っている。加えて、国や都道府県、大企業、大学などによる集団接種会場も設置された。

　厚生労働省は、"COVID-19 Vaccine Navi" という多言語サイトを開設し、日本語、やさしい日本語、英語、中国語で全国のワクチン接種医療機関及び集団接種会場に関する案内を行った。ワクチン接種会場では、自治体により発行された接種券と本人確認書類の両方の提示が必要で、日本語の「新型コロナワクチンの予診票」を記入し、接種前に医師による問診を受けることとされた。多言語化された予診票が厚生労働省のホームページで入手可能だが、接種会場では日本語版の予診票を提出しなければならず、多言語版の予診票を持参した場合、日本語版への転記が必要だった。

　新型コロナ・ワクチン接種の優先順位は、①救急隊員を含む医療機関の医療従事者、②高齢者（令和3年度（2021年度）中に65歳に達する、昭和32年4月1日以前に生まれた

方）65 歳以上の方、③基礎疾患を有する者、④高齢者施設等の従事者、と設定された（2021 年 2 月 9 日 第 24 回新型コロナウイルス感染症対策分科会）。実際の接種は、2021 年 2 月の医療従事者を皮切りに、2021 年 4 月より 65 歳以上の者、2021 年 6 月より 18 歳以上のすべての接種対象者へと拡大された。また職域接種と呼ばれる各企業等での個別集団接種方式は 2021 年 6 月より開始された。

　2 回目の新型コロナ・ワクチン接種率は 2021 年 9 月末には全国で 60% に達した。しかし、外国人居住者の接種率は日本全体の接種率より低いことが報告されている。例えば 2021 年 9 月中旬から下旬の時点において、栃木県内の外国人居住者数上位 3 位の市町村における住民基本台帳に登録された外国人の 2 回目接種率とワクチン接種対象者全体の 2 回目接種率を比較すると、それぞれ 23.5% 対 42.4%、14.7% 対 40.1%、11.4% 対 44.4% であった。2021 年 10 月から 11 月にかけて、外国人登録者数が最も多い 100 の自治体を対象に調査が行われたが、外国人登録者の接種率を公表している自治体は 26 自治体にとどまった。公表している自治体においては、全住民の新型コロナ・ワクチン接種率が 74% であるのに対し、外国人住民の接種率は 62% であった。

2.2　在留資格に応じた新型コロナ・ワクチンの接種資格

　住民基本台帳に登録されている外国人には、市町村から新型コロナ・ワクチンの接種券が郵送されることとなった。6 か月以上の在留資格を持つ、中長期在留者、特別永住者、"新型コロナウイルス感染症の感染拡大の影響により本国等への帰国が困難な外国人に係る在留者" として 6 か月間の「特定活動」の在留資格を得た者などが対象であった。

　住民基本台帳に登録されていない外国人については、厚生労働省が事務連絡を発出し、外交官・公務員の身分で在留している者や在留資格 3 か月以内の者、入国管理局から仮放免された者への新型コロナ・ワクチン接種券の発行手続きを定めた。また、国または地方公共団体職員には、職務遂行にあたって（退去強制事由に該当する）在留資格のない外国人を知ったときは、通報義務が課されているが、感染拡大防止等の目的のため、通報しないことも可能である旨の事務連絡を出した。さらに身分証明書や居住確認書類に関する事務連絡をとおして、住民基本台帳に登録されていない外国人居住者の本人確認書類については、パスポートのほか、公共料金の請求書などの居住が確認できる書類も受け付ける旨を周知した。関連する厚生労働省事務連絡を表 1 に、

住民基本台帳に記載のない外国人の数を表2に示した。

表1　厚労省事務連絡一覧

日付	対象	概要
3月30日	外交・公用ビザ	外交官・大使館職員なども接種対象である https://www.mhlw.go.jp/content/000763001.pdf
3月31日	仮放免者	在留資格が切れていても仮放免中は接種対象 https://www.mhlw.go.jp/content/000763148.pdf
6月28日	超過滞在者	優先する行政目的があれば通報しないことも可能 https://www.mhlw.go.jp/content/000798935.pdf
9月10日	短期滞在者	短期滞在を更新している人も接種対象 https://www.mhlw.go.jp/content/000833706.pdf

表2　住民基本台帳に記載のない外国人居住者

在留資格	人数
在留期間が90日以内の「短期滞在者」	16,589人（2021年6月末）
在留資格「特定活動」で在留期間が3カ月以下	5,054人（2021年6月末）
在留資格が「公用」	6,378人（2021年6月末）
在留資格が「外交」	7,282人（2021年6月末）
上記以外で在留期間3か月以下の正規滞在	716人（2021年6月末）
在留資格なしの「超過滞在者」	73,327人（2021年7月1日）

2.3　新型コロナ・ワクチンサービスへのアクセス

2.3.1　情報の普及

　情報普及に関しては、厚生労働省が"COVID-19 Vaccine Navi"という多言語サイトを開設し、日本語、やさしい日本語、英語、中国語で全国のワクチン接種医療機関及び集団接種会場に関する情報を提供した。内閣官房は独自の新型コロナ・ワクチンに関する英語サイトを開設した（https://japan.kantei.go.jp/ongoingtopics/vaccine.html）。各都道府県や市町村も、ウェブサイトやパンフレット等を通じて新型コロナ・ワクチン接種に関する地域に即した多言語情報を提供したが、2021年5月から6月にかけて実施された全国20政令指定都市と東京都23区を対象とする調査では、新型コロナ・ワクチン情報を多言語で提供している自治体は67.4%（29/43）にとどまった。

　都道府県は、その地域の市町村を支援し、多言語情報の効果的な発信を促進することが期待された。各都道府県や市町村では、外国人によりよいサービスを提供するために、国際担当部署が保健担当部署を補完する役割を担う場合があった。例え

ば、東京都では、福祉保健局が新型コロナ・ワクチンに関するウェブサイトを立ち上げ、14か国語で機械翻訳された情報を提供した一方で、生活文化局が外国人住民及び外国人居住者の様々なニーズを考慮して、以下のような活動を行った。①国際交流協会、外国人支援NGO、大使館、日本語教室等と連携し、やさしい日本語を含む16の言語による新型コロナ・ワクチンリーフレットの作成・配布、②住民登録、生活、労働、税務、教育、災害対策、福祉、健康といった外国人居住者が必要とする様々な情報に加え、相談窓口やコールセンター、外国人支援NGO等の情報も掲載した新型コロナ・ワクチン関連情報を一元的に参照できるホームページの作成、③外国人居住者が居住地域に関係なく必要な情報にアクセスできるような自治体間の情報の共有化、等である。

このように多言語情報が発信されているにもかかわらず、外国人は新型コロナ・ワクチン関連情報へのアクセスに障壁があったことが報告されている。コロナ禍における健康関連オンライン多言語情報の環境に関する研究では、情報検索の難しさ、英語以外の多言語情報の欠如、機械翻訳への依存、更新頻度の低さなどの課題が指摘された。日本在住のベトナム人を対象としたウェブ調査（2021年3月に実施）では、調査対象者の90％以上が新型コロナ・ワクチンの接種を希望していたにもかかわらず、約60％がワクチン接種が無料であることを知らないという結果であった。

また、ワクチン接種実施にあたり、ワクチン忌避は公衆衛生上の懸念事項である。大久保の報告によれば、新型コロナ・ワクチン接種が始まる前の2021年2月に日本人を対象に行われた調査では、ワクチン忌避率は11.3％であった。Quyが2021年3月に日本在住のベトナム人を対象にFacebookでオンライン調査を行った結果では、93.5％がワクチン接種の意向を示し、忌避する回答は5.6％であった。

2.3.2　文化的仲介 Cultural mediation とナビゲーション

新型コロナ・ワクチン接種のための多言語コールセンターや相談窓口が、様々な機関によって設置された。区市町村のセンターや窓口はワクチン接種会場の案内や予約を担い、都道府県のセンターや窓口は個別の医療相談等の問い合わせに対応する役割を担った。また、厚生労働省のコールセンターでは、新型コロナ・ワクチン接種に関する国レベルでの通知や事務連絡等に関する情報を提供した。先述の2021年5月から6月にかけて実施された全国20政令指定都市と東京都23区を対象とする調査

によれば、86％（37/43）の自治体が新型コロナ・ワクチン接種に関する多言語コールセンターを設置していた。しかし、これらの多言語コールセンターや相談窓口は、保健医療部門あるいは新型コロナ・ワクチン担当部門が日本人向けに作成した情報を多言語で提供するにとどまり、外国人が抱える様々な課題を十分考慮できていない場合が多い。

　そこで、各自治体の国際交流協会やNGOが運営する外国人相談センターも、総合的な外国人相談の一環として、新型コロナ・ワクチン接種に関する問い合わせ対応コールセンターを相次いで開設した。在留資格や労働、教育、差別や偏見など、外国人が抱える様々な課題を一義的に受け止め、必要に応じて専門職・機関につなぐ機能を持つ外国人相談が、新型コロナ・ワクチン接種へのアクセス支援をも担ったという意味で、文化的仲介者 cultural mediator でありナビゲーターとみなすことができるかもしれない。

　しかし、都道府県レベルおよび政令指定都市に68か所ある外国人のための「ワンストップ相談センター」のうち70％以上のセンターが、新型コロナ・ワクチン接種に関する情報提供や相談、接種予約の際の通訳サポートを行っていた一方で、接種会場での通訳・翻訳支援活動を行っているセンターは10％にとどまり、日本語学校や外国人を雇用している企業において新型コロナ・ワクチン関連のアウトリーチ活動を実施しているセンターは5％未満であった。なお、全国1718市町村のうち、出入国在留管理庁の助成を受けて設置された外国人のためのワンストップサービスセンターを運営している自治体は143にどとまっている。一方、上に述べたように、全国20政令指定都市と東京都23区を対象とする実態調査（2021年5月〜6月）によれば、81.4％（35/43）の自治体がワクチン接種券の発行を、住民基本台帳に記載されている外国人住民に限定していた。また、出入国在留管理庁は、東京・名古屋・大阪において多言語による相談や接種予約の支援を行ったが、その対象は、接種券を既に受け取った中長期在留者、3か月以上日本に在留している帰国困難者、退去強制手続中の外国人、仮放免中の外国人などに限定されていた。

　こうした中、2021年9月に開設された「外国人コロナワクチン相談センター」Vaccination Information Center for International Citizen（COVIC）は、ワクチン接種を希望しているにもかかわらず、接種券取得に困難を抱える外国人を主な対象とした。電話を受けたのは総合的な外国人相談の経験が豊富な相談員（日本人とネパール人）で、必要に応じて医学・医療面のアドバイスを得られる体制を整えた。相談員は、電

話をかけてくる人のニーズを把握し、情報を提供し、必要なサービスを紹介するだけでなく、彼らに伴走し、あるいは彼らに代わって、自治体のコールセンターや役所等の関係機関に連絡し、外国人特有の課題や厚労省の事務連絡の内容について説明しながら解決策を探るケースワークの役割も担った。さらに、外国人のシェルターを運営するNGOと自治体との橋渡しや、ホームレス支援団体との協力を通して、困難な事例を接種に結びつけた。

COVICの運用から以下のような知見が得られた。

① 2021年9月の開設からの4か月間における支援者数は、19都道府県にまたがり、27に及ぶ出身国からの外国人計355人であった。相談者の在留資格の内訳は、中長期滞在（在留資格が3か月を超えており接種券が発行される立場の人）、在留資格があるが3か月以下等で住民基本台帳に載らず接種券が発行されていない人（短期滞在、特定活動―3か月以下、公用）、在留資格なし（仮放免を含む）がほぼ3分の1ずつであった。

② 短期滞在者や仮放免者も接種券発行の対象者であることは、2021年3月から9月にかけて厚労省事務連絡により周知が図られたが、自治体ワクチン相談窓口が事務連絡を把握していないこともあって、接種ができないと回答されることや、必要書類とは別の書類を指示されるといったことが少なからずあった。しかし、仮放免者については、窓口担当者から担当部署に相談をつないでもらって説明を行うことで、全ての自治体が接種が可能となった。短期滞在など事務連絡が出ている在留資格についてもほぼ全てで接種券の発行が可能となった。COVICが行ったような支援がなければ、こうした自治体に居住する外国人が、自ら窓口に連絡をして接種券を入手するのは、現実的に大きな困難が伴うといえる。

③ 在留資格が切れているものの入管への出頭を行っていない超過滞在者に対しては、自治体によって対応の違いがみられた。当初窓口で接種券の発行を行わないとした自治体も少なくなかったが、確認を求めた結果、6月28日の事務連絡の趣旨を汲んで、「通報義務により守られるべき利益とワクチン接種による公益を比較衡量した上で、入管への通報は行わずに接種を行う」とする自治体が増えた。一方、入管への出頭もしくは通報を接種券発行の条件とする姿勢を変えない自治体も少なからずあった。

④　ワクチン接種のために必要な本人確認書類については、期限切れのものを含む
　　パスポート、日本に居住している家族からの情報提供、ホームレス支援を行う
　　NGOからの情報などを用いて柔軟に対応する自治体も見られた。居所確認書類
　　については、公共料金の請求書や郵便物から居住実態を判断した自治体も多く、
　　さらには家族やNGOからの提供書類で問題ないとする自治体もあった。

2.4　外国人に対する新型コロナ・ワクチン接種サービスの応答性

　ここでは、新型コロナ・ワクチン接種券が発行されて以降の過程について記述する。表3に示す通り、実施におけるさまざまな段階で、おもに言語に関連する一連の障壁が確認された。

表3　新型コロナ・ワクチン接種：在留資格を越えた課題

言葉の問題＋複雑な行政手続き

接種券	予約	予診票	接種会場	2回目
・封筒を開けない、捨ててしまう ・接種券が読めない ・海外の接種歴が国内につながらず接種券が届かない ・日本で承認されていないワクチン関係	・電話もインターネット予約も言語が限られる ・カタカナ名の入力 ・和暦記入	・自治体によって書式が違う ・印刷、記入、翻訳 ・多言語予診票問題（転記必要であることがわかりにくい）	・すべての手順で言葉のバリア ・大規模接種会場が、外国人接種が進む前に閉鎖されてしまう	・日程調整 ・場所によって次回の予約方法が異なる

　これらの障壁に対処するため、さまざまな取り組みが行われた。接種券の封筒は基本的に日本語で印字されているため、一部の市町村は、接種券が同封されていることを外国人が認識できるよう、封筒の裏面に多言語表記を行った。また、都道府県レベルの国際交流協会の中には、地域内の全市町村が作成した封筒の画像について多言語で情報発信を行った。

　出入国在留管理庁は、上述のとおり東京・名古屋・大阪において多言語による相談や接種予約の支援を行った。このサービスは、接種券を受け取った中長期在留者、3か月以上日本に在留している帰国困難者、退去強制手続中の外国人、仮放免中の者などを対象とした。また、一部の基礎自治体では、多言語対応の接種予約サイトを設置した。

　予診票の作成支援については、民間企業が17言語で入力できる多言語予診票ツールを作成、無料公開した。この電子ツールでは、17か国語の多言語フォームにデー

タを入力すると、予診票の日本語版が自動的に作成されるものであった。

予防接種会場向けの支援ツールとしては、やさしい日本語や多言語による動画、方言での指差し会話シートなど、各地で様々な取り組みがなされた。また、全国各地の自治体のワクチン接種会場において、タブレット端末による遠隔通訳サービスも行われた。

外国人が利用しやすい集団接種会場は、全体の接種率が一定の割合に達すると閉鎖されることが多かったが、東京都では生活文化局が中心となって、予約不要の東京都集団接種会場を維持できるようにした。さらに同局は、居住する自治体に関係なく、外国人が質の高いサービスを受けられるよう、自治体間でグッドプラクティスを共有する会議も開催した。

都道府県レベルおよび政令指定都市に 68 か所ある外国人のための「ワンストップ相談センター」のうち 70% 以上のセンターが、新型コロナ・ワクチン接種に関する情報提供や相談、接種予約の際の通訳サポートを行っていたことは既に述べたが、接種会場での通訳・翻訳支援活動を行っているセンターは 10% にとどまり、日本語学校や外国人雇用を行っている企業において新型コロナ・ワクチン関連のアウトリーチ活動を実施しているセンターは 5％未満であった。(COVIC によるヒアリング　2021 年 9 月時点)。また、モスクや教会等においても、言語や文化的なアクセス障壁に対応するため、新型コロナ・ワクチン接種のアウトリーチ活動が行われた。詳細は 2.5 にて記述する。

2.5　変化を促進するための対策

2.5.1　日本に住む外国人コミュニティの取り込み

日本で暮らしている外国人コミュニティが、外国人の新型コロナ・ワクチン接種向上のために積極的に関与した取り組みがいくつか報告されている。

神奈川県海老名市においては、市と地域の外国人コミュニティとの連携により、モスクに新型コロナ・ワクチン接種会場が設置された。スリランカ出身のムスリムの男性がコーディネーターとなり、自治体職員と一緒に予約や会場の運営を行った。会場では、多言語対応だけでなく、文化やジェンダーに配慮したサービスも行われた。例えば、女性用のワクチン接種スペースは男性用とは別に設けられ、女性外国人には女性看護師が接種を行った。岐阜県美濃加茂市では、病院とブラジル人が牧師を務めるキリスト教会とが連携して、在住外国人を対象に教会で巡回接種が行われた。群馬県

館林市では、モスクが主にロヒンギャコミュニティに向けた新型コロナ関連の情報提供や相談の場として活用された。このロヒンギャコミュニティの代表者は自治体職員との調整役として大きな役割を果たし、結果、この地域のロヒンギャコミュニティではほぼすべての人たちがワクチンを受けたという。

　外国人コミュニティの貢献は、こうしたアウトリーチ活動に止まらない。ある外国人居住者は、余剰ワクチンを抱えかつ外国人対応を行っている全国のクリニックについて、自らオープンソースデータベースを開発した。このオンラインデータベースを使ってワクチンを受けることができた外国人たちがその体験をソーシャルメディアで発信したことにより、制作者のもとへ6000件の問い合わせがあり、データベース公開開始から20か月で約7万人がこのサイトにアクセスしたという。その後、外国人・日本人合わせて40名以上のボランティアがこのデータベースサイトの翻訳とプログラミングに関わった。また、2.3.2で述べたように、接種券の入手が困難な外国人を支援するためにNGOが立ち上げた外国人コロナワクチン相談センターCOVICでは、ベトナム人の有志が、ベトナム人コミュニティ全体への情報発信や、ワクチン接種券取得前後のフォローアップに関して重要な役割を果たした。

2.5.2　データの収集と利用

　政府は、ワクチン接種情報を一元的に管理するシステムとして、ワクチン接種記録システム（VRS:Vaocintion Record System）を開発した。このシステムで各個人の接種回数が記録され、データには各接種会場の端末からアクセスすることができ、接種記録が確認できるようになった。しかし、国籍など一部のデータ変数については2021年9月末まで入力項目となっていなかった。よって、日本に住む外国人たちのワクチン接種情報は6か月以上を経て徐々に自治体レベルで利用されるようになった。

3　日本における外国人の新型コロナワクチン接種及び保健医療への
　　アクセスをめぐる課題

　上述のとおり、外国人の新型コロナ・ワクチン接種率は日本人の接種率よりも低い可能性があり、外国人の中には接種を受けることができずに取り残されている人々が存在する。日本に住む外国人たちのワクチン接種率を向上させ、誰ひとりとりのこされないようにし、今後の感染症による緊急事態に十分に備えつつ外国人の保健医療へのアクセスを改善させるために必要なことは何なのか。情報伝達のチャネル、保健医

療サービスへのアクセスの道すじ、保健医療の面においてとりのこされがちな人々に立ちはだかる障壁、エビデンスに基づく活動へ導くためのデータの必要性の観点から考えたい。

３.１　情報発信チャネルの多様化

公的機関による多言語ウェブサイトを通じた新型コロナ・ワクチン関連の多言語情報発信の取り組みと、情報の受け手である外国人コミュニティとの間には大きなギャップがある。先述の通り日本に暮らすベトナム人コミュニティに対して新型コロナ・ワクチン接種に関する調査が行われたが、接種費用が無料である点が伝わっていなかった。

これまでのところ、外国人のワクチン忌避に関する調査はあまり行われていないようだが、新型コロナ・ワクチン接種を進めるにあたって軽視できない要素である。ワクチン忌避は、３つのＣ：危機意識の欠如 complacency、信頼性 confidence、利便性 convenience によって引き起こされるとされる。危機意識の欠如 complacency とは、ワクチンで防ぐことのできる疾病は希少だろうと考えたり、あるいは深刻な症状をもたらさないだろうと疾病リスクを軽視したり、自分自身が病気に対して免疫力や抵抗力があると過信したり、さらにはワクチン接種を必要な予防行動だと考えたりしないことを指す。信頼性 confidence とは、ワクチンの有効性と安全性への信頼度、ワクチンを提供する医療制度や医療従事者への信頼度である。日本の保健医療制度に不信感を抱いたり、医療機関等で不快な経験をしたことのある外国人は、ワクチンに関しても信頼を抱きにくい可能性がある。利便性 convenience については、ワクチンの物理的な入手可能性、支払い可能な手頃な価格か、地理的なアクセス、言語や健康リテラシーといった理解力、ワクチン接種サービスのアピール力等に大きく影響されるといえる。政府の取り組みにもかかわらず、こうした点で、多くの外国人が情報やサービスへのアクセス障壁に直面している可能性があり、さらに検討が必要と思われる。

2022 年 1 月にベトナム人コミュニティを対象に行われたオンライン調査によると、新型コロナウイルス感染を疑う症状がありながら検査を受けなかった理由の上位に、検査費用に関する心配や検査の受け方がわからないことが挙げられた。また、ベトナム、ミャンマー、ネパールを出身国とする在住外国人へのインタビューによれば、公的機関の多言語ウェブサイトにアクセスすることは稀で、ほぼ唯一の情報源は

Facebook とのことであった。彼らは、同じ出身国の者たちが集う Facebook グループへの投稿やコメントを閲覧することで、新型コロナウイルス感染症情報を入手していた。そして、試行錯誤を繰り返しながら在住外国人に向けて情報発信を行なった経験からは、情報発信は単に多言語ウェブサイトを作ったり、関係者に情報発信を依頼したり、Facebook に投稿したりする等の、一方向的なプロセスでは十分機能しないことが示され、外国人コミュニティや周囲で彼らを支援している人々とのパートナーシップを構築することの重要性が示唆された。

　こうしたことから、各地域の国際交流協会や外国人支援を行う NGO、外国人の当事者団体、さらには、雇用者や地域日本語教室等を含めて外国人と接点をもつ周囲の日本人をとおして、新型コロナを含む保健医療関連の情報を普及させる方策を検討することが肝要と考える。

3.2　保健医療サービスへのアクセス向上の道すじづくり

　外国人にとっては新型コロナ・ワクチン接種に至るまでの様々な段階で障壁がある。在留資格によって接種券発行までに大きなバリアがあるのに加えて、受け取った封筒が接種券であると認知され、接種予約をすることができ、予診票が記入され、接種会場がどこにあるか把握される必要がある。こうしたプロセスの様々な段階において、外国人支援 NGO、各地の国際交流協会、都道府県・市町村の国際担当部署などにより様々な取り組みがなされてきたが、こうした取り組みをスケールアップしていくには幾多の課題がある。

　住民基本台帳に登録されていない多くの外国人たちは、COVIC のようなケースワークの機能を持ったナビゲーターの支援なしには、ワクチン接種券を受け取ることが容易でないことが示された。こうした課題を含め、接種までのプロセスの各段階における障壁に対して、独自の方法で対応した国際交流協会とその外国人相談窓口があるものの、人的・財政的な制約もあって、十分役割を果たせなかった国際交流協会もあったようである。

　都道府県庁や市町村役場の中には、国際担当部署が公衆衛生・保健医療担当部署を補完する形で外国人のニーズへの対応に重要な役割を果たした事例も見られた。例えば、東京都生活文化局は、新型コロナの流行後間もない 2020 年 3 月の段階で、外国人コミュニティを支援する NGO や外国人コミュニティと培ってきたコミュニケーションやネットワークを活用して、新型コロナの影響を受けた外国人の状況について

調査を行った。この調査結果を受けて、2020 年 4 月に「東京都外国人新型コロナ生活相談センター（TOCOS）」が設立され、パンデミックにより様々な困難に直面した外国人の一次窓口として、新型コロナ検査や保健医療サービスへのアクセスを促進する役割を担った。TOCOS は、行政内の国際担当部署と公衆衛生・保健医療担当部署、そして外国人コミュニティ支援者等の関係者が協力することによって、外国人の保健医療アクセスを向上させる道筋をつくった事例と言える。

TOCOS のような実践的な取り組みを全国的に拡大する上では、各地域における、国際交流協会、都道府県や市町村の国際担当部署と公衆衛生・保健医療担当部署、外国人支援 NGO、外国人当事者団体等の個々の能力向上や、関係者間の連携・協力を可能とする仕組みづくりを模索する必要がある。そうすることで、次のパンデミックに備え、外国人の保健医療アクセス全般を向上させることが出来るのではないか。

3.3　とりのこされがちな人々のアクセス障壁を克服するために

WHO の難民及び移民の新型コロナ・ワクチン接種に関するガイダンスノートは、本人確認要件等含めて在留資格に関わらずすべての難民や移民にワクチン接種を行うために、ワクチン接種実施能力、事前の準備、法的枠組み、規制要件についてレビューを行うことが重要としている。非正規移民のワクチン接種に関する欧州 18 か国における政策調査によれば、3 か国が非正規移民を国の新型コロナ・ワクチン接種計画の対象から除外している一方で、7 か国が非正規移民を明確に接種対象に含めており、4 か国が非正規移民が本人確認書類なしでワクチン接種が可能であること、6 か国がワクチン接種中に収集された個人データを保健当局以外で共有しない、すなわちファイヤーウォールを設けることを明示した。また、持続可能な開発目標 Sustainable Development Goals（SDGs）の 10 番目の目標（「人や国の不平等をなくそう」）の達成度を測る指標の一つは、10.7.2「秩序のとれた、安全で規則的かつ責任ある移住や流動性を促進する移住政策を持つ国の数」である。その構成要素の一つが「移民の権利」であり、「在留資格に関わらず必須、あるいは緊急のヘルスケアにアクセスする権利が保障されている」ことが要件となっている。

日本においては、あらゆる種類の外国人を新型コロナ・ワクチン接種対象から除外していない。住民基本台帳に登録のない外国人のうち、外交・公務の在留資格、在留資格 3 か月以内の短期滞在者、仮放免者については、新型コロナ・ワクチン接種券発行の手続きが明確に示された。しかし、こうした外国人たちが市町村から接種券を

取得できず、COVIC のような専門相談窓口の支援を必要としたことは、ワクチン接種以外の保健医療サービスの利用にあたっても、様々な障壁があることを示唆している。

　また、「オーバーステイ」とされている外国人に特化した発行手続きに関する事務連絡は出ていないが、ワクチン接種に訪れた「オーバーステイ」の外国人を通報しないことも可能である旨事務連絡が発出されている。この事務連絡の冒頭には「新型コロナウイルス感染症対策に当たっては、患者等に対して確実に必要な対策を講じることが重要であり、仮に、患者等が退去強制事由に該当する外国人であることを知った場合であっても、必要な対策を講じる必要があります」と記載されている。このことから分かるように、在留資格のない外国人に対しても公衆衛生上必要な施策を取ることを促していると考えられる。また、終盤に「通報しない場合であっても、在留資格を取得させるため、入管当局への出頭を勧めることが望ましいことに留意されたい」と記載されていることから、公衆衛生上必要な施策を行うにあたっては「通報はせずに入管出頭を促すにとどめる」ことを促していると読むのが自然ではないか。一部の地域で混乱は見られたものの、事務連絡の趣旨が理解され、多くの自治体では、公衆衛生目的を優先して接種券の発行を行う対応がとられるようになった。また、厚労省の事務連絡を補完する形で周知を徹底した自治体もあった。

　新型コロナ・ワクチン接種からとりのこされてしまう外国人の状況についての公衆衛生専門家の意識が高まることで、新型コロナ検査やその他の保健医療サービスへのアクセスにおいても同様に取りこぼしが起きていることについて議論が高まることを期待したい。新型コロナ感染者については、陽性と診断された後の行政検査や医療費は公費で賄われるが、医療機関での検査や、陽性と診断されるまでの検査費用は、健康保険や自己負担で支払う必要が生じた。住民基本台帳に登録されていない人々は健康保険に加入できないため、短期滞在者、仮放免者、オーバーステイとなっている外国人は、一般的な保健医療サービスだけでなく新型コロナ検査を受けるにあたっても深刻なアクセス障壁に直面した。

　総務省によれば、住民基本台帳に登録されていない人も含めたすべての外国人が、母子手帳の交付、生活困窮者への出産費助成、無料の予防接種、未熟児の医療費、子どもの結核医療費など一定の保健医療サービスを受けることができると定められている。しかしながら、住民基本台帳に登録されていない外国人について、こうした保健医療サービスを提供しない基礎自治体が数多く存在する。2021 年 5 月から 6 月にか

けて実施された全国20政令指定都市と東京都23区を対象とする調査では、以下の表のとおり、各種行政サービスを住民基本台帳に記載のない外国人には適用しない、あるいは通報や出頭を前提にしたり優先したりする自治体が少なからず存在するのが実態である。こうした自治体の対応とその背景を把握した上で、「行政サービスを住民基本台帳に記載がなくても適用」し、「通報義務よりも住民サービスを優先」する自治体を増やしていく方策を模索する必要がある。

表4　対象外者への行政サービスの適用状況と通報義務への対応

	行政サービスの適用状況					公務員の通報義務への対応					
	住基記載がなくても適用	住基記載がなければ適用せず	その他	制度なし	無回答	住民サービスの提供を優先	通報もしくは出頭を前提に適用	通報もしくは出頭を優先	その他	制度なし	無回答
①公立小・中学校への受け入れ	35	4	4		0	29	4	1	9		0
②母子健康手帳の交付	37	1	5		0	26	7	2	6		2
③（入院）助産制度	34	6	3		0	21	9	2	9		2
④未熟児養育医療給付	16	15	12		0	15	10	5	12		1
⑤予防接種の公費負担	31	4	8		0	10	20	3	10		0
⑥結核児童療育医療給付	22	8	8	4	1	11	16	2	9	4	1

鈴木江理子．2009年改定住基法・入管法の課題とコロナ対応〜自治体アンケートから考える〜．Mネット No.218 / 2021.10

　また、健康保険に加入できない、あるいは保険料滞納等のために健康保険を利用できない外国人にとって、最後の砦ともいえるのが、無料低額診療事業である。無料低額診療事業とは、社会福祉法に規定された、生計困難者のために無料または低額な料金で診療を行う事業を指す。無料低額診療事業の基準（「生活保護患者、無料または10%以上の減免を受けた者の延べ数が、取り扱い患者総延べ数の10%以上」等）に基づく実績を届け出ることで、法人税、固定資産税、不動産取得税等が減免される（法人の種類によって異なる）。2017年度の実施施設数は687施設（病院355、診療所332）で全国の医療機関数の0.4%に相当する。延べ患者数757万人のうち生活保護が63.3%、保険加入で減免が36.3%で、無保険で減免は0.48%（36,000人あまり）であった。減免対象者は広く生計困難者一般（低所得者、行旅病人、野宿生活者、虐待被害者、DV被害者、人身取引被害者、オーバーステイ外国人など）とされているが、各医療機関が減免対象者・減免基準を決定することになっている。そのため、無保険者を対象としない、対象としても

医療費の３割は免除するが７割は請求する医療機関などがある。減免期間は、１か月から数か月間が多く、長くても半年から一年以内が一般的である。また、2019年度「厚労省無料低額診療事業等に係る実施状況の報告」によると、自治体により無料低額診療事業を行う施設数に大きなばらつきがある。例えば秋田県内には同事業の実施機関がない（秋田県、秋田市の報告ゼロ）。

　従来、困窮外国人の医療ニーズにこの事業がどの程度対応してきたのかを示す情報は極めて限られている。コロナ禍にあって、外国人を支援する団体が「無料低額診療はどこも生活困窮者で手一杯となり、外国人の診療が断られてしまうケースが目立ってきている」と訴えるなか、新型コロナ感染症に関連した無料低額診療事業に関する調査がいくつか行われているが、それらを基盤にしつつ、困窮外国人の利用実態を体系的に示すことが急務と言える。

　困窮外国人の医療を考える上では、全国の医療機関の0.4％しか実施していない無料低額診療事業だけでなく、無料低額診療事業を行っていない医療機関における救急患者の受入れも重要である。無保険の外国人等の救急診療等により生じた未払い医療費の一部を医療機関に補填する事業が、自治体ごとの裁量で実施されている。しかし、こうした事業を有しているのは９都県に留まっており、対象を含め制度は自治体ごとに大きく異なる。これについても現状の課題を整理し、無料低額診療事業と合せて政策議論のテーブルに載せることが必要なのではないか。

３.４　エビデンスに基づくアクションを行うためのデータ収集

　日本に暮らす外国人のワクチン接種率を向上させ、公衆衛生危機に向けて誰もとりのこさないように備えるといった観点で見れば、必要なデータが限られている。エビデンスに基づくアクションを今後促進するためには、次のような課題についての検討・改善が必要ではないか。

i)　ワクチン接種や新型コロナへの感染・入院・死亡に関する外国人居住者情報の記録の詳細化・細分化

ii)　多様な外国人コミュニティに対する様々な情報伝達経路

iii)　外国人居住者の保健医療サービスアクセスについての多様な道すじ

iv)　在留資格が不安定な状態であったり、健康保険に加入できないままであったりする外国人居住者の保健医療アクセス障壁

4 まとめ

　本稿は、外国人の新型コロナ・ワクチン接種率が日本人よりも低い可能性があることを踏まえ、移民統合政策指数保健医療領域の枠組みや新型コロナ・ワクチンに関する国際的なガイダンスをもとに、新型コロナ・ワクチン接種の外国人対応について検討を行った。

　それを通して見えてきた、情報伝達チャネル、保健医療アクセスの道すじ、とりのこされがちな人々が直面する障壁への対応、エビデンスに基づく対応を可能にするためのデータ収集などに関する諸課題は、外国人の新型コロナ・ワクチンの接種率向上にとどまらず、将来の公衆衛生緊急事態に備え、また外国人の保健医療アクセス全般の向上を図る上でも重要な要素を含んでいる。

　＊本稿は、本稿著者らが Journal of Migration and Health に発表した英語論文 Migrants' Access to COVID-19 vaccination in Japan: Progress and challenges(2023) の内容を利用して作成したものである。

参考資料

（論文）

ベンティベーニャ他（2020）Access to COVID-19 Vaccination during the Pandemic in the Informal Settlements of Rome, IJERPH　19 (2): 719.

クラフト他（2021）. COVID-19 vaccination coverage by immigrant background. Tidsskr Nor Laegeforen. 2021;141(2):10.4045/tidsskr.21.0799.

藤田他（2021）. Japanese WHO Collaborating Centres (WHO CCs) fight against COVID-19. Global Health & Medicine 2021; 3(2):115-118.

森・内藤（2021）. A rapid increase in the COVID-19 vaccination rate during the Olympic and Paralympic Games 2021 in Japan. 31;18(1):2010440

清原他（2022）Three myths of disseminating COVID-19 information to vulnerable migrants in Japan: lessons learned during the pandemic. Tropical Medicine and Health 50, 13

陶他（2021）Availability of COVID-19 information for international residents living in Japan. UH CNAS. RINCPC Bulletin Vol. 28, 2021.

ミラー他（2021）. Evaluating Local Multilingual Health Care Information Environments on the Internet: A Pilot Study. Int J Environ Res Public Health. 2021 Jul; 18(13): 6836.

大久保 他 (2021). COVID-19 Vaccine Hesitancy and Its Associated Factors in Japan. Vaccines. 2021;9(6): 662.

小谷他（2022）Mosque as a vaccination site for ethnic minority in Japan: leaving no one behind amid the COVID-19 pandemic. DOI:10.21203/rs.3.rs-1006267/v1. impress.

藤田他（2023）Migrants' access to COVID-19 vaccination in Japan: Progress and challenges, Journal of Migration and Health, doi:10.1016/j.jmh.2023.100169

清原他（2022）Three myths of disseminating COVID-19 information to vulnerable migrants in Japan: lessons learned during the pandemic, Tropical Medicine and Health, doi:10.1186/s41182-022-00404-9

（オンライン記事）

日本経済新聞（2021）『外国人のワクチン接種遅れ鮮明　1回目完了、5割の地域も』-2021年11月7日

山脇（2021）コラム「多文化共生2.0の時代」第36回　『ワクチン接種と外国人住民』自治体国際化協会（CLAIR）多文化共生ポータルサイト－2021年7月12日

白河（2021）『Japan's foreign community laments lack of multilingual information as many get left behind in vaccine rollout』NHK WORLD JAPAN –2021年11月9日

ジャパンタイムズ（2021）『New multilingual vaccine sites open to cater to foreign residents in Japan』– 2021年10月20日

宮崎日日新聞（2021）『ランゲージワンが宮崎県の「新型コロナウイルスワクチン副反応相談センター」に電話通訳サービスを提供開始～外国人住民からのワクチン接種後の体調変化の相談を12ヶ国語対応の三者間電話通訳でサポート～』-2021年7月7日

大府市 (2021)『ワクチン接種のWEB予約手順動画を多言語対応します』-2021年6月30日

神戸新聞（2021）『神戸市のワクチン接種　障害者、ＤＶ被害者、外国人にもきめ細かく対応』－2021年6月11日

PR TIMES（2021）『新型コロナワクチン接種の予診票を17言語で入力できるツールの無料配布開始　YOLO JAPANが行う外国人向け職域接種で導入、約600人の外国人へ利用案内』－2021年9月13日

中日新聞（2021）『【三重】外国語のワクチン情報動画　鈴鹿市、接種手順とネット予約操作紹介』-2021年8月7日

PR TIMES（2021）『多言語映像通訳サービス「みえる通訳」が全国72自治体のコロナワクチン接種

会場に採用され、導入数「300ID」突破　〜「みえる通訳」一つで、多言語に加え手話通訳も利用可能な点が高評価！〜』－ 2021 年 6 月 21 日

NHK（2021）『モスクでワクチン接種始まる 在住外国人向け 海老名 神奈川』－ 2021 年 7 月 31 日

岐阜新聞（2021）『教会でワクチン巡回接種　外国籍市民が人口 1 割、岐阜・美濃加茂市』－ 2021 年 10 月 31 日

日テレ NEWS24（2021）『在留外国人のワクチン接種の課題』－ 2021 年 12 月 22 日

ジャパンタイムズ（2021）『LaShawn Toyoda learned how to code during the pandemic. Japan's international community is glad she did』-2021 年 6 月 28 日

佐藤（2022）『「佐賀方式」の謎　〜国際交流協会の潜在力をフルに発揮できるのはなぜか』－ 2022 年 2 月 15 日

国際活動市民中心（CINGA）（2021）「東京都外国人新型コロナ生活相談センター

（TOCOS）の役割と現場からの声」『CINGA 活動報告会―新型コロナウイルスの影響下の東京でいま私たちが取り組んでいること―』－ 2020 年 5 月 16 日

安田（2021）『在留資格の有無を「生きられない理由」にしないために　―無保険による高額医療費、支援団体が訴え』Dialogue for People

（オンライン書籍・資料）

欧州疾病予防管理センター（ECDC）（2021）. Reducing COVID-19 transmission and strengthening vaccine uptake among migrant populations in the EU/EEA – 2021 年 6 月 3 日版

世界保健機関 (WHO)（2021）. COVID-19 immunization in refugees and migrants: principles and key considerations: interim guidance– 2021 年 8 月 31 日版

移民統合政策指数（MIPEX）2020（2019）「日本」

国際移住機関（IOM）ブリュッセル地域事務所 , Migration Health Division.（2016）. Summary Report on the MIPEX Health Strand and Country Reports. International Organization for Migration.

Joint Action Health Equity Europe.（2021）. Work Package 7 – Migration and health, Milestone 7.4, Lessons learned and final description of the model.

国連 移民労働者に関する委員会（CMW）他（2021）. Joint Guidance Note on Equitable Access to COVID-19 Vaccines for All Migrants.

鈴木（2022）移住者と連帯する全国ネットワーク（移住連）情報誌「M ネット」記事『2009 年改定住基法・入管法の課題とコロナ対応～自治体アンケートから考える～』

東京都福祉保健局東京都新型コロナウイルスワクチン接種ポータルサイト

東京都（2021）新型コロナウイルス感染症に関する東京都の取組 –2021 年 10 月 21 日

クイ他（2021）在日ベトナム人における COVID-19 予防接種のバリア - オンライン調査結果

厚生労働省ホームページ　新型コロナワクチン Q & A

出入国在留管理庁（2020）外国人受入環境整備交付金を活用した地方公共団体における一元的相談
　　　窓口の現況について

栃木県国際交流協会（TIA）（2021）新型コロナウイルスワクチン接種会場用【多言語表示シート】

厚生労働省（健康・医療）審議会・検討会等　新型コロナワクチンについての審議会・検討会

総務省 (2021) Information and Communications in Japan, White Paper 2021

Japan Health Policy Now（2021）ワクチン：当該分野の背景・課題− 2021 年 6 月最終更新

CLAIR（2022）ホームページ　多文化共生　地域国際化協会情報『地域国際化協会について』

Lighthouse Reports（2021）Vaccinating Europe's Undocumented: A Policy Scorecard.

（行政通知）

厚生労働省 (2021).新型コロナワクチンに関する自治体向け通知・事務連絡等 第 6.1 版

厚生労働省事務連絡　外交官等の「外交」及び「公用」の在留資格を有する者への新型コロナウイル
　　　ス感染 症に係る予防接種について –2021 年 3 月 30 日

厚生労働省事務連絡 入管法等の規定により本邦に在留することができる外国人以外の在留外国人に
　　　対する新型コロナウイルス感染症に係る予防接種について –2021 年 3 月 31 日

厚生労働省事務連絡　新型コロナウイルス感染症対策を行うに当たっての出入国管理及び難民認定法
　　　第 62 条第 2 項に基づく通報義務の取扱いについて –2021 年 6 月 28 日

厚生労働省事務連絡 在留外国人への新型コロナワクチン接種に係る周知広報について（情報提供）
　　　–2021 年 8 月 11 日

厚生労働省事務連絡『感染症法第 42 条の規定に基づく入院患者の療養費の支給について』− 2020
　　　年 5 月 26 日

（書籍）

移住連（2019）『外国人の医療・福祉・社会保障相談ハンドブック』明石書店

吉永他（2019）『無料低額診療事業のすべて』近畿無料低額診療事業研究会編著、クリエイツかも
　　　がわ

（動画）

医療×「やさしい日本語」研究会（2021）動画：「やさしい日本語」ワクチン接種編

（プレゼンテーション）

加藤（2021）MINNA オンライン連続講座 第1回「保健医療分野の外国人対応に関する課題と展望 ～新型コロナウィルス感染症にワンストップ相談センターはどう対応したか～」『ワンストップ相談センターへのヒアリングから見えてきたこと』－ 2021 年 11 月 2 日

藤田（2021）2021 年度人間の安全保障学会「シンポジウム2：COVID-19 and Foreign Residents in Japan 新型コロナと在日外国人」『Migration and Health in the context of COVID-19 Pandemic– 新型コロナと外国人の保健医療』－ 2021 年 10 月 9 日

第2章

移民の健康をとりまく世界の状況と
新型コロナワクチン接種政策に関する海外事例紹介

小松愛子・藤田雅美・岩本あづさ

世界の注目を集める移民の健康

　2015年に採択された持続可能な開発目標 (SDGs) の目標10における指標10.7.2には、「政府が必須かつ／あるいは緊急のヘルスケアへのアクセスを在留資格に関わらず自国民以外に提供していること」が取り入れられた。[1] 2018年に採択された「安全で秩序ある正規移住のためのグローバル・コンパクト」の内容にも「移民の健康」が盛り込まれた。翌2019年には、世界保健機関 (WHO) の総会において、「世界行動計画：難民と移民の健康促進 2019-2023」[2] についての議論が行われるなど、移民の健康は近年、グローバルな保健課題と認識されるようになってきた。そのような状況の中で COVID-19 パンデミックが起こり、難民や移民が受入国の保健医療システムから取りこぼされがちであることや、就労条件や住居環境等の点からも健康面で深刻な状態に陥りがちであることなどが浮き彫りとなった。2020年、WHO は「健康と移住プログラム (PHM)」[3] を設立し、2021年には「健康と移民に関するグローバル・エビデンス・レビュー (GEHM) シリーズ」を立ち上げた。GEHM シリーズの報告書として、世界各国における移民や難民の① COVID-19 関連保健医療アクセス、②非感染性疾患 (NCDs) 関連保健サービス、③予防接種のプランニングとサービス提供、の3点に関する政策システマティック・レビューが発表されており (2022年8月現在)、いずれも移民・難民を速やかに各国の保健政策の対象に含める必要性を強調している。そして2022年7月、WHO は難民・移民の健康に関する世界報告 World report on the health of refugees and migrants を発表した。[4] この報告書は、難民・移民の健康の現状を WHO がグローバルに検証した初めての文書であり、移民や難民を各国の保健システムに早急に組み込むことや、根拠に基づいた対応を行うためのデータの必要性を訴えているものだ。

　本稿では、移民の健康に関する政策の国際比較と、保健医療アクセスに困難を抱えがちな非正規移民への新型コロナワクチン接種の対応に関する欧州の取り組みを紹介

したい。

1 移民の健康に関する政策の国際比較

　移民の社会統合に関する国際比較のうち、健康に関する項目が含まれている政策面の指標調査に、移民統合政策指数 Migrant Integration Policy Index（MIPEX）がある。MIPEX[5]は、8政策分野に関する法制度・政策を、参加各国の移民政策専門家が数値化したものである。5回目となる MIPEX2020 では、6大陸にまたがる56か国の状況を58の指標を用いて調査した結果が発表された。総合的な評価では、スウェーデンが100点満点中86点で1位、85点のフィンランドが2位、ポルトガルが81点で3位であり、56か国全体の平均は49点であった。日本は47点と平均点を下回り56か国中36位であった。

　MIPEX2020 の一部として実施された保健医療領域（MIPEX Health Stand）では、①保健医療サービスの利用資格（Entitlement）、②保健医療サービスのアクセスのしやすさ（Accessibility of health services）、③応答性の高い保健医療サービス（Responsive services）、④変化を促進する対策（Measures to promote change）、という4つの観点から、各国の政策を数値化し評価している。1位は85点のアイルランドであり、2位には83点のニュージーランド、スイス、スウェーデンの3か国が同点で並んだ。日本は100点満点中65点を獲得、56か国の平均49点を上回って19位となった。3か月を超える在留資格をもつ外国人が国民健康保険の加入対象であることや在留資格や健康保険のない外国人でも無料低額診療事業を利用できる場合があることなどが高評価につながったと考えられる。しかし、これらが日本に暮らす外国人の保健医療

1　外務省(2022), SDGグローバル指標(SDG Indicators), 指標10.7.2 作成方法, Available at https://www.mofa.go.jp/mofaj/gaiko/oda/sdgs/statistics/data/10/Indicator10.7.2(metadata)_ja.pdf, Accessed 10 August 2022.

2　WHO(2019), Promoting the health of refugees and migrants, Draft global action plan 2019–2023, SEVENTY-SECOND WORLD HEALTH ASSEMBLY Agenda item 12.4, A72/25 Rev.1, 23 May 2019.

3　WHO (2020), Health and Migration Programme, Available at https://www.who.int/teams/health-and-migration-programme/overview. Accessed 2 August 2022.

4　WHO (2022), World report on the health of refugees and migrants, https://www.who.int/publications/i/item/9789240054462, Accessed 9 August 2022.

5　Solano, Giacomo and Huddleston, Thomas(2020), Migrant Integration Policy Index 2020. ISBN: 978-84-92511-83-9. MIPEX. Available at https://www.mipex.eu/. Accessed 27 February 2022.

アクセスを十分保障しているかどうかについては検討が必要だろう。

　MIPEX2020 の保健医療領域が評価した項目と 56 か国における結果の概要について述べる。上記①利用資格については、正規滞在者、庇護申請者（Asylum-seekers）、非正規滞在者の 3 つのサブカテゴリごとに評価している。ほぼ障壁なく利用資格があるのは、正規滞在者については 56 か国中 27 か国、庇護申請者は 15 か国だったのに対し、非正規滞在者については 2 か国のみであった。多くの国で移民の保健医療利用資格は緊急医療に限定されがちであり、その「緊急医療」の範囲も行政側の裁量に委ねられていることが多いことが指摘されている。②保健医療サービスのアクセスのしやすさの面では、保健医療利用資格について移民への情報提供を行っている国は、56 か国中 19 か国のみであった。健康教育 health education や健康増進 health promotion に関する移民への情報提供についても 56 か国中 23 か国と半数に満たなかった。移民にとって必要な情報が得にくい現状を示している。③保健医療サービスの応答性については、移民の医療通訳サービスが無料で受けられる国は 56 か国中 19 か国、有料で受けられる国は 17 か国となっており、残りの 20 か国では医療通訳サービスが提供されていないという結果になっている。保健医療に関する情報やサービスのプランニングに当事者である移民が何らかの形で関与している国は 31 か国である。④変化を促進する対策については、2015-2019 年の 5 年間に、移民の健康に関する研究への助成が行われた国は 56 か国中 44 か国あった一方、移民の健康について包括的な政策がとられた国は 7 か国のみであった。このように、多くの国々において、移民の健康は滞在国市民のそれと比べて取り残されがちな現状にある。

　MIPEX2020 には含まれなかったが、MIPEX2015 では、「ファイヤーウォール」と呼ばれる非正規移民が受診した場合の医療機関から移民局への通報義務の免除や、保健医療サービスへのアクセスを支援する文化の仲介者（Cultural Mediator）・患者ナビゲーターについても評価が行われた。これらに関する制度整備も、移民の健康向上のためには重要な要素である。

2　移民への COVID-19 対応に関する国際比較と先進事例

　COVID-19 パンデミック下における、非正規を含めた移民の保健医療アクセス向上に向けた先進的な取り組みをいくつか紹介する。2021 年 11 月、ヨーロッパ各国の非正規移民の新型コロナワクチン接種政策に関するスコアカード（Vaccinating Europe's Undocumented: A policy Scorecard）[6]（次頁図）が発表された。このスコアカードで

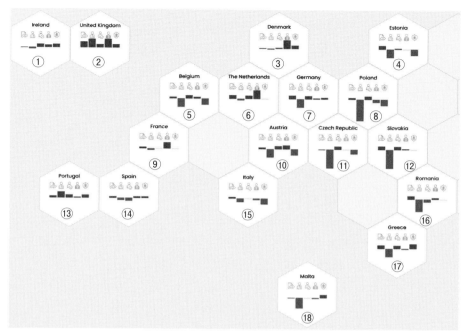

①Ireland ②United Kingdom ③Denmark ④Esutonia ⑤Belgium ⑥The Netherlands ⑦Germany ⑧Poland
⑨France ⑩Australia ⑪Czech Republic ⑫Slovakia ⑬Portugal ⑭Spain ⑮Italy ⑯Romania ⑰Greece ⑱Malta
Source: Lighthouse Reports. Vaccinating Europe's Undocumented: A policy Scorecard

は、A 政策の透明性、B 非正規移民のワクチンアクセス、C 本人確認書類や住所が必要か、D 非正規移民以外の取り残されがちな人々の保健医療アクセス、E 情報保護（ファイヤーウォール）、の5つのカテゴリーについて、各国の政策を評価している。

　上の図はこれら5つのカテゴリ別のスコアをヨーロッパの地図上に各国別に棒グラフで表したものである（左から順に A から E）。グラフ上で上に伸びた棒はワクチンアクセスが良いことを表しており、下に伸びている棒はアクセスの悪さを示している。B 非正規移民のワクチンアクセスと、E 情報保護（ファイヤーウォール）について、非正規移民が厳しい状況にある国が多く、取り残されがちであることがわかるが、特に東欧においてその傾向が顕著である。

　以下、移民の新型コロナワクチンアクセス向上に関する取り組み事例を紹介する。

6　Lighthouse Reports(2021), Vaccinating Europe's Undocumented: A policy Scorecard. Lighthouse Reports Available at https://undocumentedunvaccinated.lighthousereports.nl/. Accessed 27 February 2022.

事例1：ポルトガル

　スコアカードの中でアクセス良好と報告されているポルトガルでは、英語とポルトガル語の二言語でオンライン予約が可能な、国民健康保険番号を持たない人々向けの新型コロナワクチン予約 Web サイトを作成した。[7] この Web サイトは主に非正規移民とホームレスの人々が利用することを想定したものである。Web サイトそのものは二言語対応のみではあるものの、実際にこの Web サイトを開くとワクチン接種同行支援サービスを行っている団体（主に NGO）にサポートを依頼することが可能であり、数十もの選択肢の中から希望する言語を話す支援員の派遣を要請できる。同行支援者によって多くの言語がカバーされることになり支援体制は充実していると言える。元々ポルトガルでは、政府主導で設立された移民統合のための全国ネットワーク（RNAIM）が、移民高等委員会（ACM）のもとで3つのナショナルセンターと 114 の地域センターをとおして公的な移民専用ワンストップセンターを運営してきた。[8] さらに、さまざまな国からの移民コミュニティを支える多くの NGO スタッフが、多言語での予約サポートや大規模接種会場への同行等で非正規移民のワクチンアクセスを支えている。

事例2：ベルギー

　スコアカード上では非正規移民の新型コロナワクチンアクセスがかならずしも良好とは言えないベルギーであるが、制度上のアクセス障壁を克服するため、国の取り組みの一つとして首都ブリュッセルの地域保健局が移動式の COVID-19 ワクチン接種チーム Mobivax を組織した。[9] 対象としている移民やホームレスは居所を移動することがあるため、2回接種のワクチンではなくジョンソンアンドジョンソンの1回接種ワクチンを採用し、長年にわたり移民コミュニティやホームレスとの関係をつくってきた4つの NGO によるモバイルチームが Vacci-Bus と呼ばれるバスで巡回した。このチームには医師や看護師に加え、文化の仲介者（Cultural Mediator）が必ず同行し、ワクチン忌避に対して丁寧な説明を行っている。[10] Mobivax は、非正規移民等と一緒にコーヒーを飲みリラックスした雰囲気のなかでワクチンについて意見交換をし、翌週再度会った時に納得できていれば接種する、"A cup of coffee method" と呼ばれる方法で、2021 年5月から9月にかけて約 2000 人に接種を行った。[11]

事例3：イタリア

　スコアカード上、ベルギーより制度上のアクセス障壁が多いイタリアにおいては、市レベルで NGO と協働する例が見られる。ローマ市の地域保健局は NGO とパートナーシップを結び、２つのモバイルチームを組織して移民やホームレスの多い地域に週に６日アウトリーチ活動を行った。移民とホームレスの居場所を地図上にプロットし、トレーニングされた文化の仲介者 Cultural mediator が新型コロナワクチンを始めとする保健医療に関する情報を伝達した。６言語のリーフレットを作成して言語ごとに配布場所を変えるなど、きめ細かな対応を行ったほか[12]、対象者をリスクカテゴリーごとに分けた上で、ワクチン接種を行う各地域の保健局につないで、取り残される人々を減らすことに努めた[13]。

7　Alina Esteves(2021), Portugal: Increasing COVID-19 vaccination among undocumented migrants. European Commission. Available at https://ec.europa.eu/migrant-integration/news/portugal-increasing-covid-19-vaccination-among-undocumented-migrants_en. Accessed 27 February 2022.

8　Alto Comissariado para as Migrações(2022), https://www.acm.gov.pt/inicio, Accessed 3 August 2022.

9　La Chambre des représéntants de Belgique (2021), COMMISSION DE LA SANTÉ ET DE L'ÉGALITÉ DES CHANCES (2 March 2021). La Chambre des représéntants de Belgique. Available at https://www.dekamer.be/doc/CCRI/html/55/ic393x.html Accessed 24 February 2022.

10　Medicines Sans Frontieres (2021), MOBIVAX, NOTRE ÉQUIPE MOBILE DÉDIÉE À LA VACCINATION COVID-19 DES PERSONNES SANS-ABRI À BRUXELLES. MSF Available at https://www.msf-azg.be/fr/news/mobivax-notre-%C3%A9quipe-mobile-d%C3%A9di%C3%A9e-%C3%A0-la-vaccination-covid19-des-personnes-sansabri-%C3%A0-bruxelles. Accessed 27 February 2022.

11　The Brussel Times (2021), Why Brussels still lags with vaccines, Thursday, 25 November 2021, https://www.brusselstimes.com/brussels-2/195021/why-brussels-still-lags-with-vaccines Accessed 3 August 2022.

12　Bentivegna E, Di Meo S, Carriero A, Capriotti N, Barbieri A, Martelletti P (2022), Access to COVID-19 Vaccination during the Pandemic in the Informal Settlements of Rome. International *Journal of Environmental Research and Public Health*. 2022; 19(2):719. https://doi.org/10.3390/ijerph19020719.

13　United Nations Network on Migration (2022), PROMISING PRACTICES in the PROVISION OF ESSENTIAL SERVICES TO MIGRANTS, Available at https://ec.europa.eu/migrant-integration/library-document/promising-practices-provision-essential-services-migrants_en, Accessed 9 August 2022.

3 COVID-19 パンデミック以前からの取り組みも

　主に欧州における非正規移民への COVID-19 ワクチンアクセス向上についての取り組みを紹介してきたが、COVID-19 パンデミック以前から非正規移民への保健医療アクセス改善を政府が推進してきたタイ、出国前並びに帰還移民への健康支援を国際機関や省庁間連携が連携して実施しているスリランカ、医療従事者や移民を支援する人達に対して非正規移民の保健医療サービス利用資格に関するトレーニングやアウトリーチを行うスペインのバルセロナ市等、世界各地で移民の保健医療アクセスを向上するための取り組みが行われている。

おわりに

　ここまでみてきたように、移民の健康に関わる指標を数値化する移民統合政策指数・保健医療領域や Lighthouse スコアカードなどの取り組みによって、移民が保健医療システムから取り残されがちな状況が可視化されつつある。世界を見渡せば、こうした現状における様々な制約のもとでも国や地方自治体、NGO などが創意工夫を凝らして移民の健康についての取り組みを行っている。移民の健康をまもるためには、こうした事例や経験等を国を越えてタイムリーに共有することや、各地域の実情に合わせた必要な対応のための条件整備・環境整備を行っていくことが重要だ。さらに大きな視野でみれば、SDGs が謳う「誰ひとりとりのこされない」世界に向かって、WHO が掲げる「すべての人に健康を」という理念を現実のものとするには、既存の保健医療システムの枠組みから取り残されがちな移民の健康に目を向け、国、地域、市民社会など様々なアクターがともに考えて行動することが不可欠である。

第3章

外国人新型コロナワクチン相談センターの取り組み
──市民団体の視点から

青柳りつ子・新居みどり・加藤丈太郎

1　はじめに

　NPO法人国際活動市民中心 (Citizen's Network for Global Activities、以下CINGA) は2004年10月の設立以来、ボランタリーな人々と手を取り合って多文化共生社会を日本に根付かせるために活動している。事業の一つが外国人相談である。CINGAの自主事業として「外国人のための専門家相談会」を開催する他、「法務省多文化共生総合ワンストップ相談センター」、「外国人技能実習機構母国語相談」等の業務を受託し、外国人相談を拡大・発展させてきた。

　新型コロナウィルスの感染拡大を受け、2021年には新型コロナワクチンが日本国内でも接種されるようになった。CINGAでは、外国人のうち希望する者が日本人と同様にワクチン接種ができるようにするため、2021年10月1日から2022年3月31日まで「外国人新型コロナワクチン相談センター」(COVID-19 Vaccination Information Center for International Citizen、以下COVIC) を開設した。相談の受付は電話とし、平日に2名のコーディネーターが対応できる体制を整えた。半年間で280名、のべ550件の相談に対応した。

　本稿は、COVICの立ち上げ・運営に携わった青柳・新居、立ち上げ時に行った「外国人ワンストップ相談センター」へのヒアリングを担当した加藤の3名による。なぜ、COVICを立ち上げたか (2節)、COVIC運営の実際 (3節)、まとめにかえて (4節) の順に記す。

1　活動の詳細については団体Webサイト (https://www.cinga.or.jp/) を参照。
2　本稿では「COVIC (外国人新型コロナワクチン相談センター) 報告書──非正規滞在も含む外国人のワクチン接種をどう進めたか」(2023年3月発行) の要点を一つにまとめている。詳細は報告書を参照されたい。

2　なぜ、COVIC を立ち上げたか

本節は COVIC 立ち上げの経緯と諸団体との連携の過程について説明する。

（1）COVIC 立ち上げの経緯

外国人相談に携わっていると、日本における行政サービスの多くが「申請主義」である点に気付かされる[3]。ある行政サービスを受けるためには、書類などに記入して役所に申請をする。そこで受理されてはじめてサービスを受けられる場合が多い。しかし、外国人住民の多くが、「行政サービスの内容を知らない」、「役所への申請の仕方がわからない」、「そもそも申請用紙を日本語で記入できない」など、そのサービスを受けるまでには非常に難しい状況が存在する。そして、申請ができない外国人住民に対して、行政が「サービスを受けるのに必要な申請をしていなかった」ということで、特別な配慮をしないまま簡単に切り捨ててしまうのを、外国人相談の場において実感してきた。

新型コロナワクチンにおいても、〈外国人住民が自ら動く中で情報を得て、日本語で書類に記入をして、行政に書類を申請後、受理してもらってはじめて、ワクチンを打てる状況となる〉のであれば、多くの外国人住民が取り残されていくのではないかと予測した。実際に、2021 年 9 月には、NHK による栃木県の外国人住民のワクチン接種率についての調査が行われたが、日本人と外国人の間にワクチン接種率において大きな差がある事実が判明した[4]。外国人は、日本人よりも若い年齢層が多い点も調査結果に影響していると考えられるが、両者の間には無視できない差が存在する。

「日本人対外国人」という二項対立ではなく、同じ地域に暮らす住民の中に、日本語が不自由な外国人もいる。在留資格が不安定な外国人もいる。これらの人たちにもワクチン接種をする機会を平等に与えることが、ひいては地域の「安全・安心」を実現するという形でアプローチをしていくほうが多文化共生社会の実現のためには良いと考えてきた。そこで、「新型コロナワクチン接種が日本人の若者層も対象となる頃に、外国人へのワクチン接種をキャンペーンとして打とう」と思い立ち、2021 年 7 月から準備を始めた。

CINGA は、外国人住民のワクチン接種について大きく 4 つのグループに分けてそれぞれの対応を考えることにした。〈グループ 1 〉は、安定的な在留資格をもち、住民として登録がなされ、日本語が話せる、家族の支援を受けられるなど、日本人と同様に自ら動ける人たち。〈グループ 2 〉は、在留資格もあり住民登録制度の対象だが、在

留歴が短く日本語力の問題などがある。ただし、日本語学校の支援を受けられる留学生や監理団体の支援を受けられる技能実習生。また、在留資格「技能」で在留している料理人など同国人コミュニティの力を借りて、接種を受けることができる人たち。〈グループ３〉は、接種を希望しているが、住民登録の対象ではない短期の滞在者で、自治体からの接種券が自動的には届かない人たち。そして、〈グループ４〉は、仮放免者や非正規滞在者など、在留資格を持っておらず公的な支援を受けることが難しい人たちと区分した。

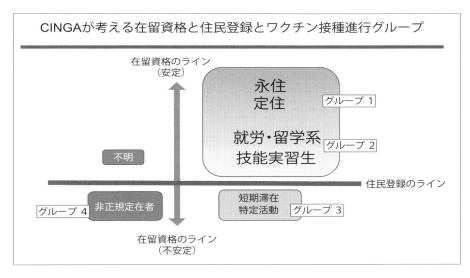

〈グループ１〉や〈グループ２〉の人たちは、自治体が責任をもってワクチン接種のための支援を行う必要があると考えた。もし、言葉の問題などで接種ができないのであればその障壁を取り除く支援を行っていこうと考えた。また、〈グループ３〉の人た

3 　川崎市 (2016)「川崎市外国人市民意識実態調査（インタビュー調査）報告書」https://www.city.kawasaki.jp/250/cmsfiles/contents/0000076/76253/interviewhoukokusho.pdf (2022年7月16日アクセス) を参照。「オールドカマー２世」の「行政はなんでも申請主義だから困る」という言を元に「情報が届かない人は資格があっても制度を使えない」旨が指摘されている (p.49)。

4 　NHK首都圏ナビ (2021年9月30日)「外国人の新型コロナワクチン接種率 栃木県内全市町村の状況は」https://www.nhk.or.jp/shutoken/newsup/20210930a.html (2022年7月16日アクセス) を参照。新型コロナワクチン接種を２回終えた人の割合は、宇都宮市で全体が42.4%に対し外国人が23.5%、小山市で全体が40.1%に対し外国人が14.7%、足利市で全体が44.4%に対し11.4%と、全体と外国人の間には大きな差が見られた。

ちは、在留期間こそ短く住民登録はできないが、正規に在留資格をもって滞在している人たちであり、これらの人たちの支援は、在留資格について詳しい知識を有している各都道府県などに設置されている「外国人ワンストップ相談センター[5]」などにCOVICがつないで、同センターのサポートを受けられるように後方支援することを意識した。そして、〈グループ4〉の人たちへの支援については、COVICが直接的な対応をしつつ、日本中にあるさまざまな支援団体と動きや情報を共有し、それらの組織のプラットホームとなれたらよいと思った。

　COVICはCINGAの力だけでは実現できない。ワクチン接種は医療に関わる課題である。さらに、実際の接種は市区町村が発行する接種券があって実現される。そこで、COVIC開設に当たっては、医療従事者、行政および行政が設置している外国人ワンストップ相談センターとの連携に重きを置いた。

（2）諸団体との連携

①医療従事者との連携

　CINGAはCOVIC開設前に、2020年4月17日から2021年3月31日まで、東京都外国人新型コロナ生活相談センター（Tokyo Coronavirus Support Center for Foreign Residents、以下TOCOS）を東京都より受託し運営してきた。2020年8月29日に「みんなの外国人ネットワーク」(以下、MINNA) 主催の講座に新居が登壇し、TOCOSの活動を報告する機会を得た。MINNAは医療従事者を中心としたネットワークであった。新居は「このネットワークと一緒に、外国人住民のコロナ禍における問題解決ができるのではないか」と考えるようになった。その後、2021年2月25日に、新居は同ネットワーク主催の保健所職員も参加する研修会で講師を務め、その場で「ワクチン接種が、今後の重要な外国人支援の取り組みとなる」とはじめて発言した。

　そして、2021年4月から、CINGAとMINNAのメンバー合同での意見交換会を週に1回行った。MINNAからは、厚生労働省など政府から発表されるワクチンに関連する情報が共有された。また、非正規滞在者のワクチン接種についての課題整理をCINGAとMINNAで行った。このような積み重ねから、外国人住民への新型コロナワクチン接種実現に共に取り組む基盤を形成した。

②外国人ワンストップ相談センター・行政との連携

　COVICでは、外国人相談者が居住している基礎自治体への直接的な働きかけ、つ

まり外国人相談者に寄り添って、居住実態がある基礎自治体に代わりに電話をして、ワクチン接種のための接種券発行に向けた調整をしようと考えていた。COVIC のコーディネーターは、従来から知識を蓄積している外国人住民における在留資格の状況や問題に加え、ワクチン接種を含めた国からの通達などの把握に努めた。そして、従来の相談業務で培ってきた行政への説明・交渉能力を活かして、希望する者へのワクチン接種の実現を目指した。

しかし、ワクチン接種は COVIC のコーディネーターの力だけで実現するものではない。外国人ワンストップ相談センター、行政との連携も必要であると考えた。

CINGA では 2019 年 7 月 29 日から 2020 年 3 月 9 日まで「外国人ワンストップ相談センター訪問キャラバン」を自主事業として実施し、全国の外国人ワンストップ相談センターのうち、訪問を受け入れてくれる箇所を実際に訪問し情報交換を行っていた。そのうち、関係が構築されていた「さが多文化共生センター」(佐賀県国際交流協会運営) でワクチン接種に向けてどのような取り組みをしているのかを 2022 年 8 月 20 日に Zoom を通じて伺った。さが多文化共生センターでは、厚生労働省において誤訳されていたインドネシア語の予診票を独自に翻訳し直してセンターのウェブサイトで公開した。また、佐賀県内の企業や監理団体に働きかけ外国人技能実習生への直接サポートを行っていた。短期滞在者への接種情報の提供などもされていた。さらに、関東のある国際交流協会からは、「(基礎) 自治体によっては非正規滞在者へのワクチン接種に積極的に動いている」ことを伝えられた。ある自治体の職員からは、非正規滞在者へのワクチン接種券発行について、「(基礎) 自治体ごとの判断で対応がなされる」旨を聞いた。様々な人たちと意見交換をする中でわかったのは、外国人住民に関わる仕事をしている人たちは、どの組織に属している人でも、外国人住民に対し、本人が希望すれば基礎自治体の判断においてワクチン接種がなされるべきだという考えで一致している点であった。

(3) 外国人ワンストップ相談センターへのヒアリング

CINGA が関係を構築した外国人ワンストップ相談センターにワクチン接種支援に

---

5 外国人ワンストップ相談センターとは、2018年12月に「外国人材の受入れ・共生に関する関係閣僚会議」で決定した「外国人材の受入れ・共生のための総合的対応策」に基づき、全国に設置された外国人相談窓口を指す。都道府県、政令指定都市の他、外国人住民が多く暮らしている基礎自治体で、207か所（2021 年 3 月末時点）が開設されている。

関して話を聞くと、全国一律に同じ対応を行っているわけではなく、それぞれの地域の特色に合わせて独自の対応をしていることが明確になった。COVIC 開設に当たり、「各都道府県や政令指定都市ごとにワクチン接種支援における対応を聞いておかなければ、COVIC が実際に支援をつなぐ際に混乱が生じる」と考えた。また、「外国人ワンストップ相談センターができること、できないこと」を把握する必要があると考え、ヒアリングを行った。

　ヒアリングは、都道府県・政令指定都市に設置されている外国人ワンストップ相談センター 68 か所を対象とした。構造化インタビュー（質問項目をあらかじめ準備し、決められた順番に沿って相手に聞く）の形を取った。ヒアリングは、2021 年 9 月 27 日および 29 日両日の 10：00 から 16：00 に加藤、COVIC のコーディネーター 4 名、CINGA インターン（大学院生）1 名、MINNA（みんなの外国人支援ネットワーク）メンバー 2 名の計 8 名で分担し、一斉に架電する形で実施した（休業日に重なった場合は、加藤および COVIC のコーディネーターが後日電話をかけ直した）。電話が終わり次第、8 名は記憶が鮮明なうちに入力フォームにヒアリング内容を記録した。

　質問項目は、前述の「さが多文化共生センター」が外国人住民のワクチン接種に向けて実際に行っている内容を元に 12 個抽出した。項目 1 から 8 はワクチン接種に至るまでの順番に沿って並べ、項目 9 から 12 は他に補足すべく項目として加えた。

●ヒアリング項目
1　ウェブサイトでワクチン接種に関する情報を提供されていますか
2　ワクチン接種に関する個別相談への対応をされていますか
3　相談者に対して、センターからコールバックの対応はできますか
4　ワクチン接種予約の通訳支援をしていますか
5　接種予約の代行はされていますか
6　予診票の記入（転記）支援はされていますか
7　都道府県内の接種会場の多言語支援の状況を把握していますか
8　接種会場に出向き、自ら説明をしたり、通訳したりするなど、センターとしてワクチン接種への直接支援をしていますか
9　アウトリーチ（日本語学校、企業などへ訪問してのワクチン接種の説明）活動はされていますか
10　ワクチン接種にとどまらず、都道府県内に同行支援などをしてくれる NPO、支

援団体、日本語教室などはありますか

11　ワクチンに関する相談は月何件程度ですか

12　そのほか、何か言っておきたいことはありますか

　ヒアリングの結果、68か所全ての外国人ワンストップ相談センターが何らかの支援を行っている事実が判明した。これは全国に外国人住民から相談を受ける機関が存在する意義を表している。また、都道府県・政令指定都市全てに外国人ワンストップ相談センターが設置されたことで、今回のヒアリングにおいて、全国におけるワクチン接種支援状況の把握が可能となったといえる。

　質問項目1〜質問項目5では、5割以上の外国人ワンストップ相談センターから「はい」と回答があった。しかし、質問項目8（接種会場に出向き、自ら説明をしたり、通訳したりするなど、センターとしてワクチン接種への直接支援をしていますか）、質問項目9（アウトリーチ（日本語学校、企業などへ訪問してのワクチン接種の説明）活動はされていますか）では、「はい」と回答したセンターの割合は1割程度となった。質問項目8、9からは、外国人ワンストップ相談センター間での対応の違いが顕著に現れた。少数のセンターが積極的に動いている一方で、大多数のセンターは受け身である点が課題といえる。外国人ワンストップ相談センターが今後も日本社会において活動するためには、外国人が抱えている課題を自ら見つけにいく姿勢も重要である。

　質問項目10では「ワクチン接種にとどまらず、都道府県内に同行支援などをしてくれるNPO、支援団体、日本語教室などはありますか」という問いを尋ねた。5割の外国人ワンストップ相談センターが、都道府県内の同行支援をしてくれるNPO、支援団体、日本語教室を把握していた。具体的な団体名、その支援内容を把握しているセンターが見られる一方、「あると思われる」「知りません」「把握していない」と団体への関心がないと見受けられる回答もあった。外国人ワンストップ相談センター間での交流が進む中で、都道府県内の団体との連携の重要性が認識され、連携が進むことが望まれる。

　詳しくは次節で述べるが、相談者にワクチン接種を実現する上で、外国人ワンストップ相談センターから得られた情報が当該自治体との折衝に役に立った事例も実際にはあった。また、COVICを介在しての、外国人ワンストップ相談センター間の情報共有も実現している。次節では2021年10月1日から2022年3月31日までのCOVIC運営の実際について述べる。

3　COVIC 運営の実際

（1）相談受け入れ体制

　日本に暮らす外国人の国や地域は 200 近く存在する。それらの人たちに対応する言語を全部そろえることはできない。相談センターで、「いくつかの言語で対応ができる」と謳った場合、「そこに挙げている言語に該当しない人達は電話をしてこないとしたら、いっそのこと、外国人住民の共通言語であるやさしい日本語で対応したほうがよい」と考えた。相談対応は基本的には「やさしい日本語」とした。

　しかし、現実には、全く日本語ができない人も存在する。その人から電話がかかった時にどのように対応するか。広報としては、「やさしい日本語対応のみ」としても、実際には日本語以外の言語への対応ができる仕組みを作っておく必要があると認識していた。COVIC コーディネーターで英語、ポルトガル語、ネパール語、ルーマニア語は対応が可能である。COVIC ではこれらの言語に加え、ベトナム語での対応ができる仕組みが構築された。MINNA（みんなの外国人支援ネットワーク）の中には、日本で医療に従事しているベトナム人医師が含まれていた。MINNA と CINGA との全体会議の際に、ベトナム人医師は「ぜひ、わたしたちも協力できることがあればこの活動に参加したい。いつも通訳としてのみしか、協力提供を求められない。私たちも主体的に活動に協力したいのだ」と述べた。「主体的に活動に協力したい」という言葉はとても力強く感じられた。

　そこで、COVIC においては、「ベトナムチーム」という別働隊をベトナム人医師に編成してもらった。ベトナムチームにはオンラインで、一人ひとりのベトナム人の相談者に対して、情報を整理し、CINGA のコーディネーターとのつなぎ役となり、伴走支援に加わってもらった。ベトナムチームが開設した Facebook ページに寄せられた相談を、ベトナムチームは日本語に訳して COVIC のコーディネーターに Messenger を使って伝えた。COVIC のコーディネーターは通常の相談と同じように解決に必要となる情報を調べ、相談者に関する情報が不足している場合は、ベトナムチームに再度聞いてもらうなどして対応を行った。

（2）相談の実際

①住民登録の枠外に置かれるとは

　COVIC では住民登録の枠外に置かれている人たちの事例を多く扱うようになった。

具体的事例を紹介する前に、どのような人が住民登録の枠外に置かれているかを補足する。

　在留資格を持っていても、制度上、住民登録の枠外に置かれている者、あるいはそもそも在留資格の期限が過ぎていて、有効な在留資格を持っていない者は、住民登録の対象外となっている。ワクチンの接種券は、基礎自治体から住民登録をベースに送付されているため、登録の対象外となっている者は、自ら接種券の申請手続きを実際に居住している自治体に行うことで、初めて接種ができるようになる。

　たとえば、「短期滞在」という在留資格は、留学を終えたけれどコロナ禍で母国への帰国が困難になった人や、コロナ禍になる前に観光で来日し、そのまま帰国困難になった人などにも付与される。この在留資格は最大90日の在留期間しか許可されない。住民登録の対象となるのは、3か月を超える在留期間を持つ者であるため、「短期滞在」は住民登録の対象外となる。また、難民認定申請中で審査を待っていて、「特定活動」の在留資格を付与されている人で、3か月の在留期限を持つ人も、在留期間が3か月を超えていないため、住民登録の対象にはならない。さらに、来日時は有効な期限がある在留資格を持っていたものの、就労先から逃げて在留期限が経過した元技能実習生や、「日本人の配偶者等」で在留していたものの、日本人と離婚をして他の在留資格に変更することなく期限を過ぎても在留している人は、非正規滞在者となる。

②相談の推移と内容

　2021年10月の段階では、ワクチンの接種に関しては、一般的に浸透してきているものの、接種券が送られない外国人の存在があることについて、各自治体のワクチンコールセンターや役所の感染症対策の課ではあまり把握がされていない様子がうかがわれた。「今までそのようなケースがないため、対応できない」と言われたり、仮放免者には接種券を発行するか検討段階となることもあった。

　同年10月〜12月になると、短期滞在者に入管からワクチン接種に関するハガキが届き、自治体の方でも短期滞在者への接種券における申請の案内が浸透してきた。また、非正規滞在ではあるものの入管に出頭している仮放免者への接種についても、多くの自治体で仮放免許可証を元に居住地を確認して接種券を発行する動きがみられた。ただ、出頭をしていない非正規滞在者については、接種券の発行を躊躇する自治体が多く、また、外国人側でも自治体から入管に通報されることを恐れて接種に至らないケースもあった。おそらく、相談にさえ至らなかったケースがほとんどではない

かと推測する。

　一方、実際、COVIC に相談をしてきた、仮放免にもなっていない非正規滞在者の
ケースは、本人からの相談もあったが、多くは周りの支援者が相談の電話をかけてき
た。本人らは通報を恐れて、直接、自治体や直接知らない団体には相談ができない様
子であった。接種券を発行する手続きは基礎自治体しか行っておらず、手続き方法も
自治体によって異なるため、相談の度に居住地を確認し、調べて相談者に折り返す方
法をとった。基礎自治体によって対応は様々で、丁寧に状況を説明することですんな
りと手続き方法を教えてもらえる場合や、担当者が「接種券の発行はできない」と一
度断った後、COVIC が上席への確認を求めた結果、接種券の発行が可能となった事
例もあった。

　相談者が自治体での接種券を申請する時に言語的に困るような場合には、その地域
の外国人ワンストップ相談センターや国際交流協会などに相談し、サポートや通訳
をしてもらえるかなどの調整も行うようにした。相談者は、同じ境遇の者同士でつ
ながっていることが多く、COVIC での対応が良いとそうした他の仲間にも紹介して、
相談するよう伝えてくれることもあった。

　日本にある大使館や領事館関係者の在留資格となる「外交」と「公用」の人も住民
登録の枠外に置かれている。「外交」と「公用」の者へのワクチン接種については、厚
生労働省と外務省から都道府県に接種をするように事務連絡が出ている。しかし、
COVIC には在留資格「公用」で在留している人から、相談が入った。その人は大使館
に勤める兄弟の家族として、公用で在留していた。大使館に勤務している兄弟のワク
チン接種は大使館が自治体に申請したが、その大使館では家族の分の申請には対応し
てくれないために、相談者は困っていた。自分で自治体に問い合わせをしたら「大使
館に聞いてください」と言われてしまった。つまり、大使館と自治体の間で「たらい
回し」に遭い、ワクチン接種ができない状況になってしまった。そこで、COVIC か
ら基礎自治体のワクチンコールセンターに問い合わせ、このケースを本人に代わり説
明した。すると、個人で接種券を基礎自治体に申請することができる旨、案内を受け
ることができた。基礎自治体が接種を認める決定をしたため、その後、本人は自分で
基礎自治体に接種券の申請を行った。

　③ COVIC 介入の意義と葛藤
　外国人が自分で相談したり、周りの日本人が自治体に相談しても接種券が発行され

なかったのが、なぜ COVIC から問い合わせると可能になったのであろうか。

　外国人住民の中には、自分の状況を日本語で説明するのが難しい人がいる。そこが、一つの困難となる。さらに、ほとんどのワクチンコールセンターや自治体が、外国人の在留管理制度に詳しくないという困難が重なる。ワクチン接種券は中長期在留者で住民登録がされていないと自動的に発送されない。外国人の中に住民登録ができない人がいることを知らない場合が多い。ゆえに、制度上、できないにもかかわらず、「住民登録をしてから接種券を申請してください」と言われることもしばしばあった。外国人の在留管理制度が住民登録とつながっている点を説明して、自治体の担当者にまずは理解してもらう必要がある。実際、この説明に大半の時間が費やされた。ワクチンの申請手続きが必要と理解された後は、スムーズに案内してもらえることが多かった。

　しかし、国から住民登録がない者へのワクチン接種に関して、「事務連絡」で接種を認めているにもかかわらず、頑なに接種券の発行を拒む基礎自治体、「公務員としての通報義務がワクチン接種に優先する」と回答する基礎自治体も存在した。これらの場合には、「他の基礎自治体では可能なのになぜ？」「厚生労働省の事務連絡があるのになぜ？」という葛藤をコーディネーターそれぞれが各自、心に留めながら対応に当たっていた。

（3）連携と工夫

　COVIC は、ワクチンを接種したいという相談の中に、「本国で別のワクチンを受けてきたけれども日本で受けても大丈夫だろうか」、「既往症があるけれどもワクチンを受けても大丈夫だろうか」といった医療に関わる相談も入ってきた。そのたびに、コーディネーターは MINNA の医療関係者に連絡を取って、直接的に助言を受けるようにした。医療関係者の助言を踏まえて、コーディネーターは安心して相談者に対応ができるようになった。医師など医療関係者からの助言を受けられることによって、COVIC は真に外国人のためのワクチン相談センターになり得たのではないだろうか。

　コロナ禍においては大人数が一堂に会することが難しい。コーディネーターは5名中2名が交代で、主に自宅で受電する形で相談対応にあたってきた。ゆえに、コーディネーター間での情報共有は最も重要な事項の一つだと考えている。情報共有がないと場当たり的な対応となり、経験と知識の蓄積がされない。一人が経験した相談事例を他のメンバーに共有することで、各自がそれを経験したに近いことになり、次の

対応に生かすことができる。

4　まとめにかえて

さまざまな理由でワクチン接種にアプローチできない状況に置かれている外国人に、COVICがハブになり、国、自治体、外国人ワンストップ相談センター、医療関係者などとの連携で接種ができるようになった。コロナ禍は「危機」でもあったが、外国人が抱えている問題・課題を、機関・組織を超えて「協働」で解決する新たな「機会」でもあった。

しかし、残念ながら接種に至らなかった事例も存在する。ワクチンの接種を希望する非正規滞在者が、自治体に通報されることを恐れて接種ができない状態でいることは、外国人個人と公共の両面から見てデメリットしかない。日本に住む人たちをコロナウィルスの脅威から守るためには、この国の住民ではないとはじき出されていく人たちへも、公正にワクチン接種の機会が提供される必要がある。それがない限り、日本に暮らす、すべての人にとって安全・安心な状況はやって来ない。

第4章

外国人医療の転換点となり得る新型コロナ
——群馬県太田市における事例を通じて

小林真生

1　はじめに

　新型コロナウイルスによる影響は多岐に及んでいる。特に社会的弱者の側に置かれた人は、仕事や生活面において感染のリスクに晒されることが多く、会社の経営状況により就業機会を奪われる場合もある等、正に行き場を失っている。危機になると、そのしわ寄せが彼らに向かう構図は従来から多く見られた。そして、行政もその危機に陥った弱者に対して十分な対応をとることは少なかったのである。

　一例を挙げれば、コロナ禍の初期にあたる2020年3月、さいたま市が市内の幼稚園、保育園、放課後児童クラブに備蓄マスクを配布した際、埼玉朝鮮初中級学校幼稚部に対し「市とは無関係」としてマスクが配布されなかったことである（後に批判を受け撤回）。市内での感染を防ぐ目的であれば、敢えて配布先を減らすことは感染拡大の穴を残すこととなり、意味が通らない。これは危機に際して人権や人道、あるいは公衆衛生に基づく認識よりも、日頃の偏見や蔑視が露わになった事例といえる。事実、外国人と感染を結び付け差別的な行動に出るケースは国内外で多く報告されている。

　コロナ対策の要となる医療においても、外国人に対する診療拒否の事例は以前から問題視されてきた。それは医療社会学者の小笠原理恵が日本の医療政策に対して、一定の評価はしつつも「長年にわたって、日本人による日本人のための医療政策であり、日本人という多数派（マジョリティ）間の平等性（equality）は高いレベルで達成したものの、その一方で、マイノリティである外国籍住民を半ば無視し、すべての人に対する公正性（equity）を見過ごしてきた」とした指摘に一致する。実際に、多くの医療関係者にとって外国人医療に関しては保険の未加入等による未収金の問題が注目されてきた。日本医師会発行の『日本医師会雑誌』で2019年に外国人診療が主要テーマとし

1　小笠原理恵『多文化共生の医療社会学－中国帰国者の語りから考える日本のマイノリティ・ヘルス』大阪大学出版会、2019、3-4頁。

て取り上げられた際、未収金に関する論考が特集の中に掲載されていることは、医療[2]関係者の視角の一端を表している。

　しかし、コロナ禍において外国人への医療アクセスや情報周知等が以前に比べて意識されるようになった状況もある。その要因として感染症の特性上、外国人であっても日常生活の中で地域住民と接点があれば、彼らの中にクラスターが発生することは感染の拡大要因になるためである。2021年末から2022年始にかけて沖縄県・広島県・山口県の米軍基地周辺において、無検査のまま入国した米兵や軍属、およびその家族を基軸に感染が市中へも拡大し、日本政府が3県に新型コロナウイルス対応の特別措置法に基づく「まん延防止等重点措置」を適用したことは、その危険性を明らかにするものであった[3]。

　外国人の医療アクセスへの改善に関するそうした判断を下す際、従来は官僚や政治家の意志に大きく依拠せざるを得なかったものの、コロナ禍においては専門家の助言の位置づけが大きくなった。それは、新型コロナウイルス対策について医学的な見地から政府に助言等を行うため「新型コロナウイルス感染症対策専門家会議」が2020年2月から開催され、同会議は7月から「新型コロナウイルス感染症対策分科会」に改組され政治経済の見地も加えた対策を協議する機関として活動を続けたことからも明らかであろう。実際に、感染症対策の専門的見地に従い、日本政府も従来目を向けてこなかったホームレスやいわゆる「ネットカフェ難民」、あるいは仮放免者などに対して、判断は多少現場にゆだねられるとしてもワクチンの接種を進めるようになっている[4]。たしかに、上記分科会については課題もあるが[5]、これまで国籍や在留資格が重視されてきた外国人医療に改善が見られたことは評価できる。

　そうした外国人をめぐる医療や関係政策について本稿では検討していくが、特に外国人集住地における地域医療の現場の視点を軸に検証を進めたい。研究対象としたのは、1980年代後半から外国人集住地となり、これまでに多くの研究成果もある群馬県太田市である。同地は筆者も自らの研究でしばしば検証事例として扱ってきた[6]。そうした蓄積を踏まえ、外国人医療に積極的に参加してきたKクリニック（仮名）の事例を中心に検証を加え、外国人集住地の医療の変化や現在の課題を明らかにする。

2　太田市の概要とコロナ関連施策

　本稿の研究対象となる太田市は1990年代以降日系ブラジル人の集住地として知られてきた人口22万3022人（2021年12月）を有する地方の工業都市である。太田

市は 1980 年代後半より中東や南アジアからの超過滞在者を労働者として受け入れてきた。彼らを呼び入れた要因としては、同市や隣接する大泉町にスバルや三洋電機（現パナソニック）の本工場があり、その周囲に多くの下請け・孫請けの中小企業が散在しながら、若年層のブルーカラー離れや大都市への移住などにより労働力が不足した状況があったためである。その構造や分析は小内透らによるものが広く知られる[7]。

　太田市は 2008 年のリーマンショックにより日系ブラジル人の在留者を多く減らしたものの、その後の経済的な復調により同地は再び労働力不足に悩まされることとなった。そうした状況を受けて太田市は 2013 年に国に対して外国人労働者特区申請を行っている。結果的に採用には至らなかったものの、①日系人と同様の就労条件（職種の制限なし）を他の外国人労働者に対しても適用すること、②留学生の資格外活動（アルバイト）を国の定めた週 28 時間までではなく 40 時間までに拡大すること、の 2 点が柱となっており、製造業者からの声を受けて市長が主導したものであった。

　そうした状況を受けて、太田市においては近年技能実習生の存在も大きくなっており、2020 年 10 月には同市在住のベトナム人技能実習生（超過滞在となった元技能実習生も含む）が北関東各地で頻発した家畜等の盗難に関与し、豚や鶏を解体し販売した容疑がかけられたことは世間の大きな注目を集めた[8]。20 年ほど前には地方の外国人集住地としてイメージされるのは、特定の地域出身者が特定自治体に集まる状況であった。しかし、地方社会の人手不足は特定の地域に止まらない人材獲得競争に各企業や人材派遣会社、協同組合等が参入する構造を生んでいる。筆者自身、地方の小都市

2　堀成美「未収金の発生予防と事後対応」『日本医師会雑誌』第147巻第12号、2019。

3　『朝日新聞』2022年1月7日（朝刊）。

4　厚生労働省健康局健康課予防接種室/厚生労働省社会・援護局地域福祉課生活困窮者自立支援室「ホームレス等への新型コロナウイルス感染症に係る予防接種の周知等について」令和3年4月30日（事務連絡）。および厚生労働省健康保険局健康課予防接種室「入管法等の規定により本邦に在留することができる外国人以外の在留外国人に対する新型コロナウイルス感染症に係る予防接種について」令和3年3月31日（事務連絡）。

5　新藤宗幸『権力にゆがむ専門知－専門家はどう統制されてきたのか』朝日新聞出版、2021.の第4章に詳しい。

6　小林真生「対外国人意識改善に向けた行政施策の課題」『社会学評論』第58巻第2号、2007、120-122頁。

7　小内透・酒井恵真編著『日系ブラジル人の定住化と地域社会──群馬県太田・大泉地区を事例として』御茶の水書房、2001、小内透編著『在日ブラジル人の労働と生活』御茶の水書房、2009。

8　『朝日新聞』2020年10月27日（朝刊）、『毎日新聞』2020年10月29日（朝刊）。

における外国人の集住および混在を日本の将来像として2010年頃に取り上げたが[9]、その状況が10年も経過しない内に、かつての日系南米人集住地にも広まっている。

　実際に太田市の統計を見ても、2021年12月の時点で太田市在住の外国人は1万1619人で市の人口の5.2％を占めている。国別に見てみると、ブラジル3103人、ベトナム1871人、フィリピン1565人、中国・台湾1057人、ペルー712人となっており、上位5か国で7割強になる[10]。視点を変えれば、依然としてブラジル人が多くを占めているものの、彼らの存在感は小内ら（2001）が「わが国における日系ブラジル人の集住地として広く知られている」（ⅰ頁）と述べた状況とは大きく異なってきている。ただし、それによって市民の受け入れ意識が改善したのかといえば、前掲のベトナム人による事件の際の反応を見ても、外国人として認識される人の国籍がブラジルからベトナムを含むものへと変化したに過ぎない。そうした在留資格によって地域住民の眼差しに変化のないことは小林（2007）や小林（2012）にて指摘した通りである。

　そのような経緯の下にある太田市であるが、コロナと外国人との関係に目を移せば市独自の施策は少ない。基本的にワクチン接種は国が窓口となる輸入に頼っているため、独自施策は打ち出し難く、他の自治体との差異も聞こえてこない。しかし、コロナ禍初期において、日本中でマスクが不足していた2020年4月に43万6000枚を市民へ配布した事例があった。その内訳としては、交流都市への支援として同年1月に送ったマスクの返礼として上海市嘉定区から13万枚のマスクの寄贈を受けたものの内3万枚と（残り10万枚は医療機関、学校、福祉施設等へ配布）、市内の中国からのマスク正規輸入代理業者の協力を得て40万6000枚を調達したものである。その配布方法としては、1世帯につき5枚を区長会（町内会に当たる）が居住実態の把握できる世帯に配布し、居住の把握のできない世帯については、ホームページで周知した上で各行政センターを通して配布する形をとった。しかし、市内のブラジル人をはじめとした外国人は区費を納入していなかったり、区長がその世帯内の人数を把握できていないことが多く、ほとんどはその配布からは漏れてしまった。もちろん、緊急的な措置でもあったが、地域社会と外国人との「顔が見える」接点の形成がなされていない故に起きた問題でもある。加えて、1万人を超える外国人が市内に居住していることを考えれば、彼らの要望をすくい上げる手法を設定できなかったのは、太田市政において外国人が関与する範囲が、他の自治体と同様に極めて限定されている状況を表すものでもあった。

3 コロナ禍におけるブラジル人コミュニティ

　ここまで行政のコロナ対応について概観してきたが、本節では太田市におけるブラジル人コミュニティの視角を踏まえつつ検証を加えたい。太田市をはじめとする東毛地区において、外国人のコロナウイルス感染者が多くなったことは山本一太・群馬県知事も会見等でしばしば指摘している。2020年11月の会見では、そうした指摘を行った上で、感染防止に向けた情報発信の強化について発言している。県庁内においても外国人に対象を絞った発言をするか否かについては議論があったものの、「公表しなければ、市町村や該当国の大使館、企業や地域のキーパーソン、さらには栃木県とも連携して、直接外国籍の方々のコミュニティや、ご本人、ご家族に感染予防や感染した際の対応について、母国語でお伝えするということが難しい状況[11]」であったと述べている。またワクチン接種が可能となった2021年半ば以降は、ワクチン接種を外国人に対して呼びかける記者会見も行われている[12]。

　たしかに、太田市において医療関係者や地域住民からはブラジル人の感染者が多いとの発言をしばしば耳にした。一方、長年太田市に暮らし、人材派遣会社社員として多くのブラジル人と関わり、各種ボランティアもこなすブラジル人女性に話を聞いたところ、ブラジル人コミュニティにおいて、コロナ関係についてはネット（SNS）を通じた情報収集が主流で、人材派遣会社やキーパーソンに当たる自分たちよりも早く情報が回っていることが多いと話している。そして、ブラジル人は一般に行政資料を読むことはないという。彼らは自分の所属する会社や子弟の学校とSNSでつながり、そこが行政情報を流している。ただし、適切で質の高い情報を流すか否かは所属先の規模や質に左右されやすい。つまり、ブラジル人本人が県などの公的情報を受け取るというよりも、SNSの発信元が公的な情報を捉える構造がある。また日本在住のブラジル人向けテレビの「イベセ」も重要な情報収集ツールとのことであった。

　その状況に関連して考えると、現在日系ブラジル人と共に太田市の労働力不足を支えている技能実習生の場合、単身者しかいないためブラジル人のようにコミュニティ

9　小林真生『日本の地域社会における対外国人意識——北海道稚内市と富山県旧新湊市を事例として』福村出版、2012。

10　太田市企画政策課統計係提供資料による。

11　群馬県知事「第32回定例記者会見要旨」（2020年11月12日）[https://www.pref.gunma.jp/chiji/z90g_00157.html]

12　群馬県知事「新型コロナの集団発生に関する臨時記者会見要旨」（2021年12月17日）[https://www.pref.gunma.jp/chiji/z90g_00261.html]

や家族を通じた情報収集ができないとの問題も指摘できる。通常、技能実習生は複数人で居住する状況が多いことを考えれば、ブラジル人に比べても感染リスクの高い状況に置かれているといえよう。

　話を戻すと、コロナ禍においてマスクをつけ、人との距離を保つことは、日本社会において半ば常識となったことは疑いない。そして、多くのブラジル人も日本社会に属し、そうした認識を共有している。しかしながら、前掲のように情報の周知が遅れるケースが見られることに加え、元来、日本社会では欧米や南米に比べて、マスクの着用が定着しており、対人距離は遠く、身体接触量は少ないとされている[13]。そうした文化に根差した感覚を日本社会が期待するレベルまで変えていくには、情報の量と質を変える必要があるものの、先に挙げた SNS の網から漏れたり、情報に頓着しない者にどう伝えるかは大きな課題である。

　ここで、令和3年太田市議会6月定例会（6月16日）において石井ひろみつ市議（日本共産党）が市内に居住する外国人に守ってもらうルールやマナーの周知について、資料の配布や各種の掲示だけでは中々解決しない問題を質問した際の応答に注目したい。清水聖義・太田市長は「文字だけ見てルールが守れるようになれば、これはすばらしいと思いますね。ですから、それが全てではない。我々日本人もそうですが、見よう見まねといいますか、多分日本人がやっていることを彼らもまねをしてやってくれると私は思います。【中略】文字だけでどうのこうの、あるいは映像で流して視覚に訴えるということもありますけれども、それだけでどうのこうのよりも、日常の我々の生活、やはりそのことは結構大事になってくるのではないかなと思います」と述べ、石井市議もそれを受けて、地元のごみステーションでボランティアで外国人に指導を行っている知人の事例を紹介しつつ、視角に訴えることの重要性を強調した。

　地域のルールやマナーの問題はこれまでも日系南米人の事例を中心に多く語られるところであるが、その経験が30年を超えた太田市においては文書での周知の限界が語られている。コロナ禍においては対人での対応は難しい面があるが、YouTube などの動画サイトを活用し視角に訴え、感染症予防のための行動を周知することは経験に根差した対応といえよう。

4　Kクリニックに見る太田市における外国人医療

4－1：Kクリニックの概要

　本稿で紹介するKクリニックは1989年に、夫婦である医師A（男）と医師B（女）に

より太田市で開業した内科と小児科を専門とする医療機関である。2018年からは医師AとBの娘夫婦との4人体制で、地域医療に携わっている。最新のワクチンも十分に情報を収集した上で積極的に取り入れ、コロナ禍においてはオンライン診療も実践する等、進取の気性に富むことを一つの特徴としている。

医師Aは太田市で生まれ、大学進学後は一度群馬県を離れたものの、40代前半となった1989年に地元で開業した。その当時は、太田市に外国人が多いという印象は無かったという。しかし、開業し地域で生活をするにつれ、イランやバングラディシュ等からの労働者がしばしば受診することに気づいた。彼らがコミュニケーションに使っていたのは、片言の英語であることが多かったため、夫婦で英会話を学ぶなどの対処を行った。しかし、1990年に入管法が改正され、日系人の就労が可能になったことで2-3年の内に受診する外国人の構成が変わり、英語ではなくポルトガル語話者が多くなったことで英会話の必要性は大きく低下した。

日系ブラジル人が受診する際は、①隣の大泉町に拠点を持つ専業の通訳を伴う場合、②小学校や中学校で日本語に慣れた子どもが通訳をする場合、③単独で来る場合があった。専業の通訳は数をこなす必要があったため、地域に定着し多くの患者を抱えるKクリニックは敬遠されがちであった。子どもが通訳をする場合、更年期障害等の婦人科系の症状や詳しい病状の説明をする際にしばしば困難を感じたという。単独で来る場合は、日本人よりも意識的に時間をかけて易しい言葉で話すようにしたり、プライバシーに踏み込まない範囲で在留期間を聞くなどして言語理解能力を測って患者の理解が進むように心がけている。最近では、太田市の外国人の出身国が多様化していることを受けて、様々な言語に対応している自動翻訳機を使うこともある。

外国人を診る上での問題としては、国によって接種してきたワクチンの種類が異なり、持参した母国でのカルテを見ても手書きで分からないことが多いことが挙げられる。その際は、WHO（世界保健機関）のホームページで確認を取りながら各種ワクチンの接種を行うとのことであった。

4－2：無料医療相談との関わり

太田市をはじめ、関東各地で医療機関を受診する機会の少ない生活困窮者（外国籍住

13　バーランド, D.C.（西山千・佐野雅子訳）『日本人の表現構造－公的自己と私的自己・アメリカ人との比較〔新版〕』サイマル出版会、1979。

民含む）に成人病、結核等の診断の機会を提供し、病気の早期発見・治療を行うことを目的として、無料健康診断会を行っている特定非営利法人北関東医療相談会の活動は広く認知されている。そして、同会に対してKクリニックは協力を行っている。北関東医療相談会は太田市のカトリック教会における外国人労働者の支援事業からスタートし、現在では太田市と埼玉県さいたま市の2か所に事務所を設けている。当該カトリック教会とKクリニックは距離的に近く両者の敷居が低かったこともあったが、具体的な協力は、医師Aの大学時代の同級生がキリスト教徒であったこともあり医師として診断会に参加していたものの、彼が亡くなったことで、その役割を引き継いでくれるよう同会から依頼があったことに始まる。医師Aには友人との関係性もあったが、医師Bは「国境なき医師団」や「グリーンピース」の活動を以前より支援するなど、市民運動にも理解が深いこともあって、夫婦で無料医療相談の診察業務に参加し、クリニックの駐車場も無料医療相談当日には参加者へ解放している。この医療相談会については、太田市の医師で参加している者は、規模の大きい病院の勤務医が数名であり、開業医で参加しているのは医師Aと医師Bのみである。

　そのようにして北関東医療相談会と懇意になったことで、同会よりKクリニックに仮放免者の診療を依頼する流れも形成された。同会関係者から医師Bの携帯電話か自宅に連絡が入り、それを受けてクリニックの受付に話が通り、太田市周辺に止まらず群馬県各地から患者が来訪し、診療を受ける経緯を辿る。北関東医療相談会の支援者の拡充もあり、現在は医療費の未収金が発生することもない。かつて稀に支払いが滞った場合でも、Kクリニックとして支払いを請求することはなかった。保険医療サービスを受けるに際してのマイノリティ住民への取り組みについて、小笠原（2019）は「地域住民による支援団体や一部地域の行政担当者、医療者らの善意を頼りに、いわば人道支援の一環として細々と行われてきた」（7頁）としているが、Kクリニックをめぐる状況は典型的なものである。

4 - 3：コロナへの対応

　Kクリニックのコロナ対応の基本方針としては、他の診療内容と同様、日本人と外国人に差を設けないというものである。また、PCR検査や抗原検査についても他のクリニックで予約をしていない等の理由で断られた人を含め受け入れている。Kクリニックは前掲のように日本人を含めた多くの患者を抱えているとの特徴があるが、待ち時間短縮対策として事前予約を取り入れており、①自動音声による電話予約、

②ネット予約、③電話による直接予約が選択できる。①と②に関しては日本語のみの対応のため、外国人の利用者は稀で、③もしくは予約無しで来院する場合が多いという。予約無しの場合、予約患者の後の順番となるが診療は随時行う。

Kクリニックは2020年秋よりいち早くコロナウイルスの検査を行っていたが（それ以前は、感染の危険がある患者を基幹病院へ送る手法）、それは患者からの要望があれば積極的に対応するとの同クリニックの姿勢の表れである。そして、PCR検査の際は保険証がなければ、日本人・外国人に限らず全額を請求している。特に社会保険の場合、会社を移動した際には変更をしなければならないが、外国人は手続きを会社に任せていることがあるため、差戻しにあう確率が多いとの理由もある。また、数名の外国人と見られる労働者を載せた大型車両がクリニックの駐車場に停まり、全員のPCR検査を求め、引率者が料金を払ったが住所は届け出されず、全員が陽性判定がなされたもののそのまま帰宅した事例もあった。

ワクチン接種に関しては、接種券が届いた人が対象となり、Kクリニックをかかりつけにしている患者が来訪するケースが2022年3月現在までは全てである。太田市で住所が不定等の場合、保健センターで接種券を発行しているが、そうした人が来訪したケースはない。

Kクリニックにおいては外国人患者がマスクをしない等の問題を抱えることもない。たまにいい加減な人もいるが、日本人高齢者でもしばしば見られる程度の状態のため、医師間で話題になることはないという。外国人の感染者としては、家族間の感染、工場などでの作業中感染、社員寮での感染が日本人に比べ多い印象があるが、名前や外見以外に個人の属性を認知する方法が無いことから、あくまで感覚に過ぎないとのことであった。また株による感染力の差として、上記の理由によりデルタ株は外国人の感染も目立ったが、感染力の強いオミクロン株に関しては日本人も同様に感染する傾向にあったという。

国・県・市などの担当者からの情報を重視しているかと尋ねたところ、「ほぼない」との回答であった。そもそもコロナ対応だけではないが、Kクリニックは新たな治療や検査方法を積極的に取り入れている。例えば、発熱患者やPCR検査希望者は駐車場で対応するなどの対応は、韓国等でドライブスルーPCR検査が定着した直後の2020年夏前から行うなど、行政からの指導や診療方針が伝えられても既に行っているケースが多い。ただし、行政からの補助（衛生物資の支給、コロナ関連費用の補償等）の申し出については、それまで自費で行っていた分、活用しているとのことであった。

Kクリニックの事例から見えてくるのは、「日本人と外国人との間に差を設けない」との方針に代表される対応をいかに他の医療機関でも行えるかという点である。日本の移民政策全般についても同様であるが、評価される対応のほとんどが個人の善意に基づいている。外国人医療についても、全国的な基準を国が提示しなければ、現状からの大きな改善は難しい。ただし、医療に関する政策に専門家の見地が重視されている現在だからこそ、変革に向けた一歩を踏み出しやすいともいえる。

5　誰も取り残さない医療へ

　前述のように、たしかに移民の医療とのアクセスは改善傾向にはある。2012年から外国人登録制度が廃止され、在留管理を地方自治体ではなく国が行うようになったことで、コロナ禍においては給付金やワクチン接種を多くの移民が円滑に取得できる体制を生んでいる。しかし、視点を変えれば、そこからこぼれてしまう人が一定数存在する。つまり、住民票登録がなされていない人である。2015年9月25日の第70回国連総会にて採択された『持続可能な開発のための2030アジェンダ』の前文には「我々はこの共同の旅路に乗り出すにあたり、誰一人取り残さないことを誓う」との文言があるが[14]、日本の外国人医療の現状は近年定着した「持続可能な開発目標」（SDGs）の国際的な基本概念と矛盾している。

　たしかに、新型コロナワクチンに関しては前掲のように、住民票が無くても接種することはできる。しかし、不安定な立場に置かれている外国人にとって公的機関に出向くことは、通報の危険とも隣り合わせである。ワクチン接種に際して入管への通報は義務ではないが、行った事例もしばしば発生したことから二の足を踏む状況もある。また、就労の権利が無かったり、低賃金を余儀なくされる環境に置かれた場合、貧困状態にならざるを得ない。貧困者がコロナに罹患する確率が高いことはその行動からも認知されており[15]、生活保護等の権利もないことから、石鹸、消毒用アルコール、マスク等のコロナ対策用品の買い控えも起きてしまう。

　そうした住民登録の無い人として、本稿との関連で挙げられるのは、第一に仮放免者である。彼らは①出頭や摘発を受けた超過滞在者、②難民申請が認可されなかった者、③違法行為等で在留資格を失った者で構成され、一度は収容施設に入ったものの、管理できる範囲で外部での居住を許可された者がそれに該当する。ただし、彼らは就労が認められていないため、収容所外部に居ても極度の貧困に陥らざるを得ない。出身国にいる家族や国内外の友人らも仮放免者を支援しているが、彼らもコロナ

に起因する経済的な打撃を受けており、資金繰りが厳しい場合も多い。そうした状況を受けて、北関東医療相談会は仮放免者の生活支援に尽力しており、上掲のコロナ対策用品を送るなどしている。同会が2021年10月から12月にかけて行った仮放免者の生活実態調査[16]によれば、食料や住居、生活必需品の維持・確保が困難な状態に置かれており、経済的理由により病院への受診を控える状況が見て取れた。

　また住民登録の無い存在としては、本稿冒頭でも取り上げた超過滞在者、特に技能実習中に失踪した者がそれに当たる。失踪という文言から、彼らの印象は良いものではないが、技能実習制度が額面通りに行われているならばともかく、国際的な非難に晒され続けている状況からの逃亡という面が強く、ステレオタイプ的な評価は受け入れがたい。アメリカ国務省の人身取引監視対策部の報告書[17]では、借金を理由に強要を行う状況を改善せず、虐待的労働慣行と強制労働犯罪に対して犯罪化することなく、その被害者である技能実習生を保護しない日本政府の責任を厳しく指摘している。もちろん、日本国内においてもそうした指摘は多くの関係者や研究者からなされているが、改善は図られず、毎年数千人の失踪者を出すに至っている。その数は2万人を超えており、彼らはマイナンバー等での管理の枠外にある労働を通じて生命を繋ぐより他なく、貧困に陥らざるを得ない。2020年秋に見られた家畜の解体等は、経済的に潤っていれば日本では選択し得ない手段であることから、表面的な事実だけでなく、その背景にまで検証することが求められよう。

　上掲の仮放免者や失踪者、長年日本に居住する超過滞在者を含めれば、その数は6万6千人を超える[18]。2022年1月に米軍基地を抱えた3県に、まん延防止等重点措置が適用されたが、日本に居るアメリカ軍人、軍属、およびその家族を合わせると10万人程度に上るとされ、住民登録の出来ない人々と同じような人口規模になる。

14　United Nations, A/RES/70/1

15　Joakim A. Weill, Matthieu Stigler, Olivier Deschenes, and Michael R. Springborn,"Social distancing responses to COVID-19 emergency declarations strongly differentiated by income," *Proceedings of the National Academy of Sciences of the United States of America*, vol.117 no.33, 2020.

16　特定非営利活動法人　北関東医療相談会「－生きていけない－追い詰められる仮放免者　仮放免者生活実態調査報告」2022年3月。

17　Office to Monitor and Combat Trafficking in Persons, 2021 Trafficking in Persons Report: Japan, 2021. [https://www.state.gov/reports/2021-trafficking-in-persons-report/japan/]

18　出入国在留管理庁によれば2022年1月現在の不法残留者数は前年比19.4%減の6万6759人であり、その内仮放免者は5000人程度。

換言すれば、住民登録の出来ない人々の困窮を放置することは、コロナ対策の大きな穴を作ることと同義なのである。彼らが貧困に陥れば陥るほど金銭工面等のために社会生活を送る必要があり、コロナ感染の深刻な危険のあるものが地域社会において日常を送る状況を招く。これは従来の外国人結核患者をめぐる構造と同様のものである。[19] 公衆衛生の面からも、「誰一人取り残さない」という姿勢は重要であり、現在見られる一定程度の前進ではなく須らく感染を防止する体制づくりは、日本の移民政策に新たな視点を提供するものとなり得る。

6　おわりに

　コロナ禍の初期段階において、冒頭に示したように感染予防・拡大防止のために効果が期待されるマスクの国籍に基づく線引きが行政によってなされる事態が発生した。しかし、現在では、専門家の言質が以前に比べて尊重されるようなったこともあり、そうした状況は改善している。

　しかし、前掲のように住所登録が行えなかったり、町内会のような日本人主体のコミュニティに参加していない外国人は支援の網からこぼれ落ちてしまう傾向がある。延いては、パンデミックを防ぐ上で重要な衛生用品の購入が困難な状況につながっていく。厚生労働省は 2022 年 2 月、経済的な理由で生理用品を購入できない女性がいる「生理の貧困」問題に関して、初の実態調査を実施した。新型コロナウイルス感染拡大以降の生理用品入手について、全国の 18 〜 49 歳の女性 3000 人から回答を得て、入手に苦労した経験が「よくある」「ときどき」は 8.1％に上った。[20] それを受けて、交付金を活用した生理用品の提供や相談体制の充実といった方針が示されたものの、これが支援からこぼれた外国人であれば、より深刻である。北関東医療相談会が仮放免者に対して行った調査では、厚生労働省の調査と手法や母集団が異なるものの、生理用品の負担感を「とても苦しい」「苦しい」と回答した割合は 67％に及んでいる。

　こうした状況を受けて北関東医療相談会は、仮放免者に対する生活保護法の適用を提言している。しかし、生活保護に関しては現在でも就労目的の在留資格の場合ですら給付の対象にはなっておらず、解決には一定の時間を要することは容易に想像できる。そこで、現状をいち早く改善するには、少なくとも厚生労働省が交付金を活用して生理用品の提供を行うように、各種の支援からこぼれている外国人に対して厚生労働省や内閣官房等のホームページでも新型コロナ対策として明記されている「マスク着用」「アルコール消毒」「石鹸による手洗い」を家庭内外でも可能にする環境を行政に

よる支援を通じて整備することが求められよう。それは、外国人支援ということもあるが、感染症対策として一部の集団にクラスターを発生させ、それが市中感染を招く構図を抑止することに繋がる。誰も取り残さない体制を作る上で、数万人規模で穴の開く状況は回避せねばならない。その認識の改善が現在求められている。

19　沢田貴志「在留外国人医療福祉の課題と展望」『社会福祉研究』第135号、2019, 65頁。
20　厚生労働省「『生理の貧困』が女性の心身の健康等に及ぼす影響に関する調査」2022年3月23日。

第2部
医療現場における外国人対応の光と影

第5章

救急医療領域におけるソーシャルワーク実践
——難民認定申請中の外国人患者の意思決定に寄り添う支援

小島好子

1　はじめに

　自治医科大学は 1972（昭和 47）年、へき地医療と地域医療の充実を目的に全国の都道府県が共同し設立した大学で、北関東の栃木県南部に位置する下野市に所在する。附属病院は 1974（昭和 49）年に開院し、高度な医療の提供と教育機能を果たす「特定機能病院」として地域医療の中核を担っている。1996（平成 8）年 9 月に国および県の要請を受けて総合周産期母子医療センターを、2002（平成 14）年 9 月には県内 5 番目として栃木県全域の三次救急医療の一端を担う、救命救急センター（以下、救命センター）を開設した。さらに、2006（平成 18）年 9 月、栃木県からの全面的財政支援のもと、とちぎ子ども医療センターを開設した。現在、2020（令和 2）年 2 月感染症法上に基づいて指定感染症に指定された新型コロナウイルス感染症（Coronavirus Disease 2019：以下、COVID-19 と略す）の重症患者を受け入れている。感染拡大とともに、連日、COVID-19 感染の重症患者等が搬送され、患者増加による重症病棟部門（集中治療部（ICU）、高度治療部（HCU）、救命救急センター（EMS））の病床は逼迫した。さらに、医療従事者の感染者や濃厚接触者の増加が通常医療の逼迫を招き、一般病床数使用の制限や手術枠を減らすなどの対応に追われ医療現場は混乱した。

　近年、医療技術の向上・医療機関の整備等の発展は、体調不良を感じると「○○病院へ」というライフスタイルを定着させ、外来診療や入院医療を希望する患者の数を増やしていった。戦前多くの家庭で行われていた助産師（産婆）による「出産」から医師の訪問による「死亡の見取り」まで自宅が医療提供の場となっていたことが、今や「生老病死」も病院に移行した。そして、COVID-19 感染拡大の影響を受けた医療供給体制はケアを必要としている人々の行き場を奪いはじめている。新たな地域包括ケアシステムが叫ばれる今日、一昔前まで「生老病死」が地域ぐるみの支え合いで行われていたように、COVID-19 感染対策もまた地域の人々が関わる医療・介護・生活支援体制の中で共存できるような手立てが必要である。新たな地域包括ケアシステム

における地域医療、感染に強い地域社会の在り方が問われている。

医療機関と生活課題の顕在化

　一方では、COVID-19感染の出現にかかわらず、医療機関自体が生活課題を顕在化しやすい場所であると言える。保健医療分野における医療ソーシャルワーカー（Medical Social Worker：以下、MSWと略す）は、「社会福祉の立場から経済的、心理社会的な問題の解決と調整」のために相談・支援の機能を果たす。その中でも、救急医療の場面では多くの患者が、救急認定ソーシャルワーカー（Emergency Social Worker：以下、ESWと略す）による支援の必要性が高いと予測される心理的・社会的リスク（Social High Risk：以下、SHRと略す）を抱えている。このため、救急医療領域で働くESWの役割は大きく、突然の受傷や発症により住所不定、保険未加入、不法残留、身寄りなし、家族関係が疎遠で協力者不在、虐待（児童・障害者・高齢者・DV）など、何らかのSHRを抱えて搬送される患者とその家族への対応が重要な職務となる。筆者が所属する救命センターでは、入院時に支援の必要性が予測されるリスクの高い特性を持つ項目と、そうでない項目を振り分ける「ソーシャルハイリスク（SHR）シート」（表1）を作成し、2014（平成26）年から運用を開始している。このSHRシートは、入院決定後に初療担当医師がSHR項目の有無をチェックし、ESWへの情報提供として用いられるもので、早期介入の支援の必要性を把握するツールとして活用している。

「言葉」と「お金」

　特に、外国人患者が抱える「言葉」と「お金」の問題は深刻である。1つに、医療機関において「言葉」の壁のために十分にコミュニケーションがとれないために、自身の症状を具体的に伝えられないとともに、医師からの説明も理解することが難しい。そのため、治療の選択に伴う意思決定に必要な正確な情報が得られない。医療福祉相談室では毎年、通訳派遣に係る予算を計上し、外国人患者で日本語での会話が困難でかつ、診療上の目的で医師が通訳者を介することが必要と判断される場合は、医療福祉相談室が窓口となり栃木県国際交流協会に登録している医療通訳者との調整を図っている。

　1　「医療ソーシャルワーカー業務指針」厚生省健康政策局長 健康発第188号,1989年3月30日厚生労働省健康局長通知 健康発第11290号, 2002年11月29日。

表1　ソーシャルハイリスク（SHR）シート　　　　　　（筆者作成）

【記載日】　〇〇年　〇〇月　〇〇日
【入院日】　〇〇年　〇〇月　〇〇日
【記載者】　職種：
　　　　　　氏名：

【患者の情報を提供してくれた人】
　　　　　　氏名：
　　　　　　続柄：

（※該当する項目にレ点、必要事項は記入する。）

項目	ハイリスクあり	ハイリスクなし	記載者
入院歴	□1ヶ月以内	□なし □1ヶ月以上	
年齢	□不明 □75歳以上　　　□20歳未満	□20歳以上75歳未満	
家族構成	□不明（身寄りなし・家族と疎遠） □独居　□配偶者のみ(75歳以上)	□その他	
意思決定能力	□理解能力・同意能力・決定能力の機能低下 (□患者　□家族　□患者とその家族)	□問題無し	
住居	□住所不定　　　□自宅以外(　　　　　　　　　)	□自宅	
関係者連絡先	□なし	□あり	
代理意思決定者	□不明 □連絡可能な家族はいるが拒否	□あり	
保険証	□不明 □保険証がない	□あり	
虐待・DVを疑う身体状況 （※重複チェック可）	□外表上に出血斑がある　□不衛生　□熱傷　□異物の誤嚥 □浴槽内での溺水　□歯が抜けている（外傷に限定しない） □家族(祖父母・両親・兄弟姉妹等)の不注意による受傷(　　　) □その他(　　　　　　　)	□なし	

⟹　□Dr　／　□Ns　（上記該当項目以外に、社会的に不審な印象がある。）

理由：

受傷契機 （※重複チェック可）	□持病の急性増悪　□突然の発症　□業務中・通勤中の事故 □転落　□転倒　□アルコール　□交通外傷　□熱傷 □希死念慮(□過量内服　□服毒　□刺傷　□飛び降り　□首吊り　□練炭) □家屋内の事故(　　　　　)　□家屋外の事故(　　　　　)　□不明		
搬送方法	□救急車(□ドクターカー)　□ドクターヘリ　□直接来院 □6000コール(□入院中　□外来中　□面会中)		
事前の意思表示書 （※重複チェック可）	□臓器提供意思表示カード　□尊厳死の宣言書(リビング・ウィル) □遺言書　□公正証書　□その他(　　　　　)	□なし	
その他必要な支援	□社会保障制度の手続きや利用方法の情報提供して欲しい □保険医療機関・施設の手続きや利用方法の情報提供して欲しい □治療を受けながら、就労・就学ができる環境を整えて欲しい □治療上の説明と同意を伴う合意形成を図るため、専門の通訳を派遣して欲しい (言語：　　　・手話)		

【ESW 確認日】〇〇年　〇〇月〇〇日

※家族とは、現に居住を共にして生計を同じにしているものを意味する。
※代理意思決定者とは、患者自身が意向を示すことができない場合、患者に代わって意思決定する権限を与えられた人（代理人）による
判断のことであり、代理人の役割は患者の利益を最善に考えた患者の推定意思を代弁することである。

2つに、何らかの事情で在留資格を所持していない技能実習生、退学となった日本語学校の学生、仮放免されている難民申請者は、日本の皆保険制度の対象にならない。そのため、医療機関では保険証のない人の医療費として、診療報酬1点10円計算の請求となるが、医療機関によっては身元保証人不在の「外国人」として1点20～50円につりあげて請求するところも散見される。2020（令和2）年度「医療機関における外国人患者の受入に係る実態調査」結果報告書によると、診療報酬1点10円以外で設定する医療機関が全体の3分の1になっている。

本稿で紹介する実例は、SHRを抱えた難民認定申請中の外国人患者の帰国への意思決定に寄り添う支援をとおして、救急医療領域におけるソーシャルワーク実践への対応と支援を取り上げるものである。

2　支援の開始状況

Aさんとの出会い

COVID-19感染が海外のマスコミで報道され始めた頃、Aさん（50歳代前半）との関わりは、救命センターに救急搬送された初療室から始まった。入院同日ESWがSHRシート回収のため救命センターに出向いたところ、病棟看護師からこれから入院になるAさんについて情報が得られた。Aさんは外国人男性で付添人の男性も外国人のようで、病棟看護師は家族の有無や入院中の日常生活必需品の調達や洗濯、コミュニケーションの取り方などへの対応に懸念していた。ESWは保険証やAさんの病状、付き添いの外国人男性との関係が気がかりとなり初療室に出向くと、Aさんの身体にはいたるところに点滴の管がつながれ人工呼吸器管理が行われていた。Aさんはこちら側の呼びかけに反応することはなかった。担当医師によると、Aさんの手足の状態から肺血症で死亡する可能性が高く、両下肢の糖尿病性壊死による治療と人工透析の必要性があるというものであった。

3　支援の経過

AさんのプロフィールとIさんへの支援

同日ESWは、救命センター面談室にて、付添人の外国人男性Iさんと面談した。Iさんは何かに怯えており、落ち着かない様子であった。ESWは不安な気持ちを抱えるIさんの気持ちに配慮しながら「病院は、手当てを施す場所です。患者とその協力者が安心して治療を受け、入院生活が継続できるように、医師・看護職・ESW共に

支えています」とゆっくりと語りかけた。すると、Ｉさんは頷き、「Ａさんとは母国は同じで、Ａさんは難民です。私のパスポートは在留期間が切れています」と、片言の日本語で語りだした。

　Ｉさんによると、母国で何らかのトラブルに巻き込まれたＡさんは妻と子どもを残し半年前にトランジット目的で日本に上陸し、その場で難民申請をして入国したようであった。その後、収入を得る手段がなかったため、母国同士の繋がりを頼りＨ市内のアパートで３人の外国人と生活していた。Ａさんの所持品はパスポート、難民認定申請受付票、仮放免許可書で、仮放免のため３か月ごとに入国管理局に出頭義務があることがわかった。

　医療費について、難民認定申請中の外国籍者が活用できるリソースはなかったが、「行旅病人及行旅死亡人取扱法」の適用を探った。搬送時の状況から、市役所の生活保護課は、「行旅病人及行旅死亡人取扱法」に該当しないと判断し、Ａさんへの請求は自費扱いとなった。

療養の場の意思決定とその支援

　入院第７病日、Ａさんは重篤の状態から意識が回復し、人工呼吸器を離脱し、会話もできるようになった。

　担当医師と看護師、ESW が病室訪問をした時、Ａさんは母国語で語りだした。付添人のＩさんの通訳を介すると、決して母国では受けられなかった医療の施しをここで受けられたことに深く感謝の念を抱いていることや、もう一度母国にいる家族の元に帰りたいというものであった。家族とは、Ｉさんの友人を介して連絡をしているようであった。さらにＡさんは話を続けた。「人は、いずれ死にます。一人は寂しいです。家族と一緒の方がいいです。仮に死ぬのであれば、家族に囲まれて死ぬのがいいです。ちょっと、先の話のことをしてしまったかもしれませんが」「母国は、インフォーマルなコミュニティがあります。隣近所に話をすれば、そのつながりで医師を見つけることができるかもしれません」と述べた。涙腺を緩ませたＡさんは「ありのまま」を受け止め、その状況に敬意の念を抱き何かを見据えているような表情には、凛とした芯の強さがあった。担当医師はＡさんに「よく頑張りましたね」と、労いの言葉をかけながら、今後予想される医療処置について両足の切断や人工透析が必要な状況になる可能性が高いことを説明した。そして、担当医師は力強くはっきりとした口調で「一緒に家族の元に帰る準備をしていきましょう」と応じた。

病室訪問で、Aさんの帰国の意思が揺るぎないものであることがわかった。そして、帰国を望んだAさんは、「どう生きたいか」を言語化し、「家族に囲まれて一生を終えたい」と願うものだった。担当医師、看護師、ESWは、救命的治療が必要な状況ではないこの時期にAさんを母国に帰国させたいという思いが強くなっていた。そして、ESWは救われた命と希望に、どう向き合い、支えていけるのか。その難しさを実感し、全身に緊張が走った。

院内外を含めた関連部署・機関を巻き込んだ支援

　母国に帰国することを望むAさんは、難民認定申請中（出入国管理及び難民認定法）であったため、帰国に向けての手続きを行うことができない状況であった。

　ESWは帰国の準備を進めるにあたり、在院日数、医療費の請求、帰国費用の捻出などが絡むことから、関連部署との支援体制を敷いていくことが重要であると判断し、事務部門の責任者を含めたカンファレンスを重ねた。カンファレンスでは、帰国支援の前提となるAさんの帰国の意思や航空機に搭乗できる状態であることや、ADLについて排泄はオムツ使用、四肢が壊死しているため、移乗に介助が必要で、移動は車椅子であることを確認した。

　次に、出国条件（難民認定取り下げ、仮放免やパスポートの有効期限）や搭乗条件（航空会社に提出する診断書の有効期限）を念頭に置きながら、母国の親族への連絡、医療機関、航空券の手配を、東京入国管理局、航空会社、旅行会社と同時並行に交渉・調整を行う方針が共有された。さらに、帰国の費用や帰国時の同伴者が課題として挙げられた。医療費が回収できない状況で入院が長期化になることを考慮し、当院が帰国に伴う費用の負担や医師の同伴を認める方針となり、早急に医師のビザ発給を大使館に要請することとなった。

難民認定申請の取り下げ、退去強制令の勧告を受けたAさん

　ESWは、Aさんが手続きを急ぐ入院中の病人であることやプライバシーに配慮しながら、粘り強く関係機関との交渉・調整を重ねた。まず、東京入国管理局担当職員（以下、入国管理局職員と略す）による難民認定申請手続き等に係る訪問調査日を調整した。入国管理局職員との面談を受けたAさんは、難民申請を取り下げる意思を示し、仮放免許可書が再発行された。住居地は、当院の住所が明記され、仮放免の期間が示された。その期間内に帰国できない場合は、仮放免期間延長許可申請が必要になる。

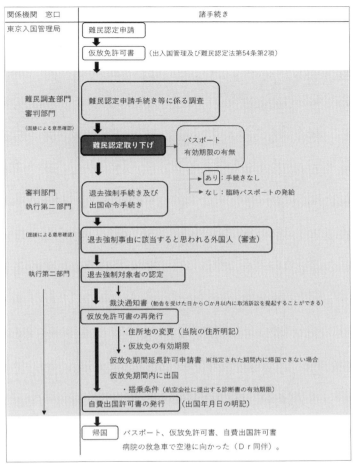

関係機関　窓口	諸手続き
東京入国管理局	難民認定申請
	仮放免許可書　（出入国管理及び難民認定法第54条第2項）
難民調査部門 審判部門 （面接による意思確認）	難民認定申請手続き等に係る調査
	難民認定取り下げ　　パスポート 　　　　　　　　　　有効期限の有無
	→あり：手続きなし →なし：臨時パスポートの発給
審判部門 執行第二部門	退去強制手続き及び 出国命令手続き
（面接による意思確認）	退去強制事由に該当すると思われる外国人（審査）
執行第二部門	退去強制対象者の認定
	裁決通知書（勧告を受けた日から○か月以内に取消訴訟を提起することができる） 仮放免許可書の再発行
	・住所地の変更（当院の住所明記） ・仮放免の有効期限 仮放免期間延長許可申請書 ※指定された期間内に帰国できない場合 仮放免期間内に出国 ・搭乗条件（航空会社に提出する診断書の有効期限） 自費出国許可書の発行（出国年月日の明記）
	帰国　パスポート、仮放免許可書、自費出国許可書 　　　病院の救急車で空港に向かった（Ｄｒ同伴）。

図1　帰国支援に向けたフローシート　　　　（筆者作成）

次に、退去強制手続きに進むことになり、入国管理局職員は「退去強制事由に該当する
と思われる外国人」の審査に来院し、病状や母国への帰国意思の確認を行った。そ
の結果、Aさんは退去強制対象者であると認定された。その後、帰国準備の進捗に合
わせ、入国管理局職員から仮放免許可書と自費出国許可書の発行を受けた（別紙「帰国
支援に向けたフローシート」*図1）。

4　その後の経過

　母国の家族への連絡は、入国管理局職員がNPO法人の支援団体を介して行い、A

さんの受け入れ調整が行われた。そして、空港への出迎えや近隣の医療機関について家族と相談していることがわかった。ESW は航空会社に専用の診断書と機内持ち込み物品・薬品の一覧を提出し、医師が付き添うことを前提に搭乗条件の調整を行い、旅行会社を通じて航空券の手配を行った。

入院第 125 病日、A さんは、母国の家族に手渡す書類（英文で記載した診療情報提供書と看護サマリー、諸費用を含めた請求書）ならびにパスポート、仮放免許可書、自費出国許可書を持参し、担当医師の付き添いのもと病院の救急車で空港に移動した。空港には入国管理局職員も同行し出国を見送った。退院時、A さんに諸費用を含めた請求書を渡したが振り込まれることはなかった。当院は「外国人未払医療費補てん事業」の申請を行うこととなった。

5　考察

医療現場における決定プロセスにおいて患者の意思決定、もしくは患者とその家族による推定意思は最も重要である。文化的価値観が多様化する中においても決定プロセスは同様であり、今回、帰国を望んだ場面に直面した担当医師、看護師、ESW の判断は、A さんが不利益にならない、最善、最良の選択ができるよう A さんの意思決定に寄り添ったものだったと言える。

同時に ESW は、難民認定申請の取り下げ、退去強制令の勧告を受けた A さんの帰国を叶えるために、制度や施策、地域の関係諸機関（医療・保健・福祉等）や入国管理局（マクロレベル）に働きかけ、次に所属組織やチーム（メゾレベル）との連携を行う中で、不安（心理・社会的ニーズ）を抱える A さんが語る思いに耳を傾け（ミクロレベル）、さらにネットワークづくりへと包括的にソーシャルワーク実践を展開していた。

まず、医療費制度を活用するにあたり、特に、保険証の提示が難しい外国人患者の場合、パスポート、在留資格、在留期間を確認することから始まる。A さんの場合、パスポート、難民認定申請受付票、仮放免許可書を確認することができたが、保険加入の対応が難しいことから、在院日数、医療費の請求、帰国費用の捻出などが絡むことを想定し、組織による支援体制を意図的に図った。そして、患者の意思決定を支える家族の存在は大きいものの、多様なライフスタイルの選択が可能な今日、親族というカテゴリーに縛られることなく、患者が必要としている存在を発見し、患者の協力者として支えていくことが、患者の意思決定を支えていくことに繋がると言える。当然、A さんが意思決定をする上でも、通訳を担った I さんの存在は大きかった。また、

Aさんの協力者が不法残留の状態であれば、「警察に通報されるのではないか」と、不安な気持ちは計り知れない。ESWは不安な気持ち抱える協力者の気持ちに配慮しながら「病院は、手当てを施す場所。医師・看護職・ESW共に支えている」ことを、理解できるように繰り返し説明していく努力を惜しんではならない。なぜなら、Aさんの協力者であるIさんも外国人で「言葉」の問題を抱えており、合意形成を得ていく過程において認識の差異が生じやすい環境下に置かれていることへの配慮は必要である。

　帰国を叶えるにあたり、Aさんの帰国の意思が明確であり、病状が航空機に搭乗できる状態であることが前提条件となった。そして出国条件（仮放免やパスポートの有効期限）や搭乗条件（航空会社に提出する診断書の有効期限）を念頭に置きながら、入国管理局、航空会社、旅行会社と粘り強く交渉・調整を重ねていくことが重要であると言える。

　本件の帰国支援は、COVID-19感染まん延措置にかかる出国制限寸前であったがその支援にかかわる調整は複雑であった。COVID-19感染下では、PCR検査の陰性証明やワクチン接種の有無、入国後の隔離期間等、さまざまな出入国にかかわる条件や制約が絡む対応への調整を考慮するとさらに複雑になると言える。今後、COVID-19感染下において、外部機関との連携・協力関係をどのように構築していけるのか喫緊の課題である。

6　おわりに

　COVID-19感染にかかわらず、如何なる社会状況においても患者とその家族の相談内容には、国籍を問わず言語化されにくい「暮らしの不安や気がかり」を抱えているものである。家族がいても孤立し、障がいや病気に悩み、仕事がなく、家族の不和や暴力に直面し、生きる力すら奪われてしまったと感じている方々も多いのではないだろうか。当然、受傷や発症を契機に、医療機関が生活課題を表面化しやすい場所となれば、患者とその家族が抱える生活課題も多様化し、その相談内容が複雑化傾向になることも止むを得ない。

　しかし、どのような状況下であれ、その状況に応じた制度や分野を横断した関係職種や機関、組織の連携・協働によるソーシャルワーク実践があり、その基盤には、患者とその家族が語る言葉に耳を傾け、その思いに寄り添いながらアセスメントすることから支援の一歩が始まるものである。

　そして、新たな地域包括ケアシステムの枠組みを活用する視点と倫理的配慮をもち、院内外を含めた関係職種や機関との連携・調整の手腕をもつESWのマネジメン

トや発信力、交渉術は、COVID-19 感染と共存した新たな救急医療領域におけるソーシャルワーク実践への対応と支援の鍵となるであろう。

参考文献

入国管理局ホームページ www.immi-moj.go.jp

小島好子, 他：救急医療において MSW の介入に影響を与える因子の検証（2018）. 日臨救医誌 2018;21:478-487.

救急認定ソーシャルワーカー認定機構研修・テキスト作成委員会（2017）『救急患者支援―地域につなぐソーシャルワーク. 救急認定ソーシャルワーカー標準テキスト』へるす出版

第6章

新型コロナウイルス感染症の流行が外国人に対する
医療提供体制に与えた影響について ——医療ソーシャルワーカーの視点から

平林朋子

1　はじめに

　筆者は東京都内の病院で30年間にわたり医療ソーシャルワーカーとして仕事をしている。

　医療ソーシャルワーカーとは、医療の分野で働くソーシャルワーカーであり、主として以下の業務を行っている。

　「療養中の心理的・社会的問題の解決、調整援助」「退院援助」「社会復帰援助」「受診・受療援助」「経済的問題の解決、調整」「地域活動」。

　医療の分野で医療的な問題から派生する社会的な問題に対し、相談・援助を行う職業である。

　今回起こった新型コロナ感染症は、医療機関にとって考えてもみなかった事態への対処が必要になった出来事である。その中の一つとして、医療機関における外国人に対する医療提供体制の変化があると考えている。何故このようなことが起こったのかについて、社会的側面から考察してみたい。

　筆者が仕事を始めた30年前の状況を思い返してみると、外来・入院共に外国人の患者を見ることはほとんどなかった。徐々に外国人の外来受診や救急搬送されてくるケースが増え、医療費の相談が増加してきたことを記憶している。

　同じようにこの時期、東京都では日本の医療保険を持たない外国人が救急搬送されるケースが増え、病院の経営を圧迫したため、東京都福祉保健局により「外国人未払医療費補てん事業」が行われるようになった。[1]

　しかしながら、外国人受診者は受け入れ態勢が整備されている特定の病院に受診することが多く、一般の民間病院では受け入れには消極的であった。市中の一般病院では、日本語を解さない患者の場合は、通訳がいると聞いている他病院に紹介し、自分

1　外国人未払医療費補てん事務 ｜ 公益財団法人 東京都福祉保健財団 (fukushizaidan.jp)2022/8/3。

の病院では診察しないようにしたり、家族や知人で通訳が可能な人の同行を求めていることが多かった。

　近年は在日外国人の増加に伴い必然的に受診者が増加したことや、医療ツーリズム等の推進、外国人患者受け入れ医療機関認証制度の発足や東京オリンピックの開催決定も、医療機関にとって外国人患者の受け入れについて真剣に考えるきっかけになっていた。ただし、この場合はどちらかと言えば富裕層の訪日外国人を想定した取り組みに目が行きがちであった。

　そのような中で、今回の新型コロナウイルス感染症は、今まで外国人受け入れに対し消極的であった病院が感染症対策という必要に迫られ、今まで接することの少なかった外国人患者を「患者」として認識し、いわば「子供」「老人」などと言う患者の属性の一つとして取り扱うきっかけになっていったと思われる。

　元々、医療業界は「患者」に対し医療を提供するということを主たる目的にしており、医療が必要になり目の前に「患者」として現れると全力を尽くそうとする特性がある。今までは外国人と言うことで他の医療機関に送っていた病院も、新型コロナ感染症の患者として断ることが出来ない状態で入院加療の状況が作り出されたことにより、何とか対応していこうとする習性が発揮されたと思われる。

　新型コロナウイルス感染症の流行は、これまで存在を見ないでいた在日外国人を「患者」として認識させ、共に同じ地区に住む住民とし医療を提供する必要性を認識させる機会になった。未曽有の出来事であったが故に可能になったのではないかと考えている。

　在日外国人に対する医療の障壁を下げることになったターニングポイントとして、現在までの動きを検討すると、大きく３つのターニングポイントがあったと思われる。

　第１にクルーズ船「ダイヤモンドプリンセス号」集団感染における陽性患者の受け入れ、第２に市中感染が広がった第２波から第３波にかけての在日外国人のクラス

表1　医療機関の在日外国人受け入れ障壁低下のターニングポイント

1	第１波（2020 年 1 月～ 6 月）	2 月、クルーズ船「ダイヤモンドプリンセス号」集団感染
2	第２、３波 （2020 年 7 月～ 2021 年 3 月）	市中感染の増加に伴い在日外国人の集団感染の増加
3	第４波 （2021 年 4 月～ 10 月）	感染症法に基づく医療機関への要請 （病床確保、人員派遣）

ター発生、第3に第4波中に厚生労働省と東京都から出された感染症法に基づく医療機関への要請による受け入れ病院の増加である（表1）。

2　第1のポイント

1つ目のポイントは日本国内での市中感染が広がる前に起こったクルーズ船「ダイヤモンドプリンセス号」での集団感染である。

2019年末より始まった新型コロナウイルスによる感染症は2020年に入り日本国内で感染者の発生が認められた。当初の入院先はごく限られた感染症病棟を持つ病院のみであった。市中の一般病院は新型コロナウイルス感染症を対岸の火事のように見ていた時期であった。

医療機関（主として神奈川県・東京都近県）にとって大きく状況が変わったのが2020年2月に発生したクルーズ船「ダイヤモンドプリンセス号」での集団感染からである。

この集団感染は、3711人の乗客乗員を乗せた大型クルーズ船の「ダイヤモンドプリンセス号」で発生した。

2020年1月20日に神奈川県横浜市にある横浜港を出港した「ダイヤモンドプリンセス号」は、台湾、香港、東南アジアを経由して2月3日に再び横浜港に寄港した。しかし2020年1月25日に香港で下船した乗客が新型コロナウイルスに感染していたことが判明した。

最終的に乗船者数3711人のうち、感染者数は712名に及び約29か国の国籍の患者が発生した（表2）。

当然ながら神奈川県内の感染症病棟だけでは対応できず、県外の感染症病棟を始め、県内・県外の感染症病棟を持たない一般の病院にも受け入れ要請が行われた。最終的に搬送医療機関は160か所、16都府県に及んだ（表3、4）。

表2　「ダイヤモンド・プリンセス号」PCR陽性者数

	PCR検査陽性者数 ※【】は無症状原体保有者数	退院等している者	人工呼吸器又は集中治療室に入院している者	死亡者
クルーズ船事例 （水際対策で確認） （3,711人）	712 【331】	659	0	13

日本公衆衛生学会総会　シンポジウム　「ダイヤモンド・プリンセス号におけるCOVID-19への対応」より

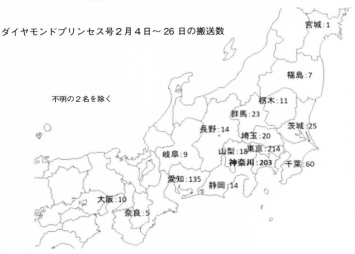

ダイヤモンドプリンセス号2月4日〜26日の搬送数

不明の2名を除く

宮城：1
福島：7
栃木：11
群馬：23
茨城：25
長野：14
埼玉：20
岐阜：9
山梨：18
東京：214
神奈川：203
千葉：60
愛知：135
静岡：14
大阪：10
奈良：5

日本公衆衛生学会総会　シンポジウム「ダイヤモンド・プリンセス号における COVID-19 への対応」より

表 4　「ダイヤモンドプリンセス号」PCR 陽性者搬送状況

陽性患者総数 712 名／ 3,711 名		
搬送状況	医療機関	搬送人数
神奈川県内	38 か所	204 名
その他	118 か所	566 名
計	160 か所	770 名

※陽性以外の救急搬送を含む　日本公衆衛生学会総会　前掲報告より要約

　多国籍の患者を一時に受け入れることになった病院は普段と全く異なる対応を必要とされた。

　多くの病院では新型コロナウイルス感染者を受け入れることも初めてであり、かつ多国籍の外国人を受け入れることも多くの病院では経験が無かった。

　受け入病院の1つである自衛隊中央病院は、16 か国、67 名の国籍を持つ陽性者を受け入れた（表5）。

　その時の記録を見ると、やはり言語の問題と食事の問題、情報連絡手段の問題が大きかったとのことである。

　言語の問題では、受け入れ一人目の患者さんがアルゼンチン人の 86 歳男性で、スペイン語のみしか話せずコミュニケーションがまったく取れず苦労したとのことだ

が、自衛隊の強みを生かし、語学幹部が通訳として入ることとなり、問題は軽減された。主たる言語は英語、中国語、フランス語であった。

　食事提供にも給食担当が応援に入り、宗教的な食事制限に対しても対応を行ったが、イスラエル人の食事のみ対応できず、3食イスラエル大使館から持ってきてもらうこともあった。

　情報連絡手段としてWi‒Fiの利用ができるようにすることで解決を図った。

　また、東京都保健医療公社豊島病院では外国人患者の福祉的対応を医療ソーシャルワーカーが行っており記録を残している。[3]

　特に第一局面での病院の対応はその後の在日外国人の入院対応の参考になったと思われるため一部要約して記載する。

（1）第一局面：入院直後

①　外部との通信手段の構築：病棟内にWi‒Fiの設置及び外国の携帯端末でも充電

表5　自衛隊中央病院における「ダイヤモンド・プリンセス号」PCR陽性者受け入れ患者国籍別人数
受入患者国籍別人数（令和2年1月30日～同年3月16日）

	国・地域名	人数
1	アメリカ	6
2	アルゼンチン	2
3	イギリス	1
4	イスラエル	2
5	インド	1
6	インドネシア	1
7	ウクライナ	1
8	オーストラリア	7
9	カナダ	10
10	キルギス	1
11	チリ	1
12	ドイツ	2
13	フィリピン	25
14	香港	3
15	台湾	2
16	中国	2
17	日本	61
合計		128

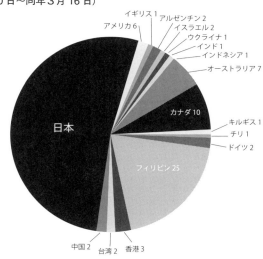

日本公衆衛生学会総会　シンポジウム「ダイヤモンド・プリンセス号におけるCOVID-19への対応」より

　2　日本公衆衛生学会総会　シンポジウム　「ダイヤモンド・プリンセス号におけるCOVID-19への対応」より要約。クルーズ船「ダイアモンド・プリンセス号」におけるCOVID-19への対応の記録 (umin.ac.jp) 2022/8/3.
　3　医療と福祉　No107 Vol.54No.1 2020-10 実践報告「クルーズ船において新型コロナウイルス感染症（COVID-19）に罹患した外国人患者への院内における福祉的支援の経過報告。

対応可能な充電変換機を準備し全ての外国人患者が家族や大使館とメールで連絡が取れるようになった。

② 患者とのコミュニケーションツールの確保：入院患者数をカバーできる携帯翻訳端末台数を確保した。これにより、本人と病院職員の意思疎通が改善された。

③ 医療費や日用品などの金銭的負担や制度などの説明：英語版の説明書を作成し本人に渡すとともに、各国大使館にも同様の説明をしてもらうようにした。

④ 歯ブラシやタオルなどの日用品や病衣・下着の確保：日用品については英語版の説明書を作成し、支払者が確定しない状態でも病院側が立替払いを行い購入を行った。

⑤ 関係機関との連絡調整：当初は一人の外国人患者に対し、当該国の大使館、厚生労働省、クルーズ船会社、家族や親戚などから電話が頻繁にかかってきており、同じ期間の別の担当者から同様の照会があることもあり、情報の整理に手間がかかった。

その後の対応も参考までに記載する。

（2）第二局面：療養生活の維持

①診断書の形式不備により退院はできても帰国ができない事案の発生に対する対応

②当該国が入国を認める検査項目が日本と違うため、退院は出来ても帰国ができない事案の発生に対する対応

③配偶者が入院している他病院への転院調整

④各国大使館対応

（3）第三局面

①退院時に交付する書類の調整

②当院から直接本国の自宅へ帰る場合の調整

③公費負担申請の手続き

④入院勧告期間終了後に発生する医療費についての相談

上記のような対応を行っていた。

医療ソーシャルワーカーはこれらの経験を通した考察として、

① 不安や葛藤などへの対応に関する支援プロセスの必要性

② インフォーマルなサポートネットワークが機能停止することにより医療ソーシャルワーカーから積極的な支援が求められること

③ 情報の集約と活用が困難であったこと

上記の3点を挙げていた。

「ダイヤモンドプリンセス号」の乗客乗員の集団感染は、まだ対岸の火事のように見ていた医療機関にとって、新型コロナウイルス感染症が、わが身に降りかかってくる現実のものとして受け止める機会になった。

この時期は感染症指定医療機関ですら入院受入れは初めてという病院が多く、まして多国籍の外国人が含まれるなどと言う想像は全くしていなかった。さらに陽性者が増えたため、指定医療機関以外の病院にも受け入れを拡大するという事態が起こった。

この事態はその後の市中感染が広がった際の対応のアウトラインを形作る経験になり、外国人の生活習慣や文化の違いに対応する方法についても大いに参考となったと考えている。

3 第2のポイント

第2のポイントとしてあげられるのは、第2波、第3波として市中感染が増加し、日本国内に居住する外国人の間でも感染が広がったタイミングでの対応である。

すでに入国制限により海外からの新規入国者がいないことから、今回の外国人は、すでに日本に居住していた在日外国人である。彼らは同一地域にコミュニティを形成して住むことが多く、普段から関係性が濃密で感染のリスクも高かった。

厚生労働省は感染者の国籍については統計を取っていないとの事ではっきりとは分からないが、技能実習生の集団感染や宗教上のイベントで集まった際の集団感染が報告されるようになったのもこのころからである。

国は在日外国人への医療提供について整備を始め、施策を打ち出すようになっていった。

2020（令和2）年6月16日には厚生労働省医政局・健康局長通知「新型コロナウイルス感染症緊急包括支援事業（医療分）の実施について」[4]を出し、外国人の受診・入院受入れを行う医療機関に対して費用の補助を行う方針を打ち出している。また、受診

4　200616_（交付要綱）新型コロナウイルス感染症緊急包括支援交付金交付要綱 (mhlw.go.jp)2022/8/3。

5　厚生労働省委託事業「医療機関等における新型コロナウイルス感染症対応に資する電話医療通訳サービス事業」のご案内｜厚生労働省 (mhlw.go.jp)2022/8/3。

時の通訳についても「新型コロナウイルス感染症対応遠隔通訳サービス[5]」を開始している。

9月になると群馬県では1週間の感染者のうち7割が外国籍という事態がおこる。太田市などでは工場でのクラスターが起こり、そこで働く多くの在日外国人が感染した。これは工場に勤務し、寮生活や集団生活をしている外国人に感染が広がったからだと言われている。[6]

外国人の生活様式に関わる感染が増えてきていることから、2020（令和2）年10月30日には内閣官房新型コロナウイルス感染症対策推進室より「在留外国人が参加するお祭りなどにおける新型コロナウイルス感染対策の徹底について[7]」と言う通知が出されている。

在日外国人の例としてネパール人の状況を見てみたい。日本に在住資格のあるネパール人は約8万5000人。出身国別にみると第6位になっており、最近5年間で人数が約3倍に増加している。

東京都には約2万人のネパール人が在住しており、最も多いのが新宿区で2700人程度、杉並区には約2000人、近隣区の中野区にも2000人弱のネパール人が居住している。

ネパール人の来日目的は留学が最も多く、留学に伴い来日し、アルバイトを行い自国への送金をするパターンが多いとの事。必然的に日本での生活費は抑える必要があり、複数の人が同居しているケースが多い。

また「技能」（外国料理の調理師を含む）の在留資格者として来日している人たちは家族を呼び寄せて生活することが多い（表6）。これは在留資格のうち、「家族滞在」とよばれる。

「家族滞在」とは『「教授」、「芸術」、「宗教」、「報道」、「高度専門職」、「経営・管理」、「法律・会計業務」、「医療」、「研究」、「教育」、「技術・人文知識・国際業務」、「企業内転勤」、「介護」、「興行」、「技能」、「特定技能2号」、「文化活動」、「留学」の在留資格をもって在留する者の扶養を受ける配偶者又は子』となっている。この資格は扶養者との同居が原則である。

ヒンズー教徒が多いネパール人にとって大切なお祭りである「ダサイン」が10月に「ティハール」が11月にあり、この後に地域的なネパール人内のクラスターが起こったと言われている。

杉並区は阿佐ヶ谷地区にネパール人学校（エベレスト・インターナショナル・スクール・

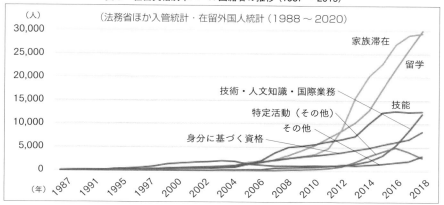

表6　在留資格別ネパール国籍者の推移（1987 ～ 2019）

田中雅子　2020 年　稼ぎ手としての「家族滞在者」コロナ禍の在日ネパール人にみる支援制度の課題

ジャパン）があった関係で（現在は同区の荻窪地区に移転）、その近隣に多くのネパール人が住んでいる。

　この地域にある河北総合病院の感染者受け入れ病棟では新型コロナウイルス感染症に感染したネパール人を多く受け入れることになった。

　社会医療法人河北医療財団の中核病院である河北総合病院は、407 床（本院・分院合わせ）の二次救急指定の総合病院であり、杉並区の JR 阿佐ヶ谷駅近くに位置する。河北医療財団はこの他にもリハビリテーション病院やクリニック、療養型病院や介護部門のサービスなどを多く持ち、地元の医療・介護には欠かせない存在である。

　先にも述べたが、河北総合病院がある阿佐ヶ谷エリアにはネパール人学校があったこともあり、杉並区内でも多くネパール人が住むエリアである。また、近接する新宿区、中野区などもネパール人住民が多く住むエリアである。

　そのため、ネパール人が受診することが多く、詳細はわからないが以前ネパール語が話せた日本人従業員が在籍していたらしく、受診の際使うネパール語の問診票が元々あるとのことであった。

　在日ネパール人は家族滞在が他国籍外国人よりも多く、年齢も若い層が多いことから日本で出産することも多い。河北総合病院は周産期医療を提供していることもあ

6　群馬県 - 第24回定例記者会見要旨（ 9月17日）(pref.gunma.jp)　より2022/8/3。
7　在留外国人のお祭り等における新型コロナウイルス感染症対策の徹底について (mext. go.jp)2022/8/3。

り、ネパール人受診者は妊産婦が多い。

　家族滞在で来日してきた女性は日本語の理解が難しいことが多いため、日本語が話せない場合は日本語がある程度できるネパール人（夫とは限らない）と共に来院することが多いが、受診者本人がどこまで理解しているのかわかりにくく、入院した際のコミュニケーションにも苦慮していたとのことであった。

　そこで、河北総合病院は新型コロナ感染症が日本国内で流行し始める以前の2019年からネパール人受診者のために医療通訳者を雇用する計画を始めていた。

　妊産婦の受診が多いことから所轄である高円寺保健所にヒアリングを行ったのを始まりに、ネパール人学校（エベレスト・インターナショナル・スクール・ジャパン）や、当時杉並区の保健所と共にネパール人妊産婦に対する保健指導を行う共同事業を始めていた「特定非営利活動法人シェア＝国際保健協力市民の会」などにネパール人を取り巻く医療的状況を聞き取っていった。

　その上で医療通訳者の採用に向け、各所に連絡し、またホームページに掲載を行った。

　現実的には、なかなか条件にあうネパール人がおらず難航したが、ホームページ経由で応募した近隣に住むネパール人女性の採用が決まり、2020年8月から週2回午前中のみで勤務を開始した。

　開始後は産婦人科外来、病棟のみならず、ICUや同法人の他施設からの通訳業務の依頼や書類の確認、翻訳業務などの依頼が多く、すぐに勤務時間、回数を増やしたとのことであった。

　このような取り組みの最中に新型コロナウイルス感染症の流行があり、一時は感染患者病棟の入院患者のほとんどがネパール人であるという事態も生まれたとの事である。

　新型コロナウイルス感染症患者の入院依頼は保健所を通して行われ、それ以前からの病院の取り組みもあり、所轄の保健所からはネパール人の入院依頼が多く来たと考えられている。

　類似の外国人クラスターが発生することが散見されるようになったため、2020（令和2）年11月16日新型コロナウイルス感染症対策本部（第46回）では「早期検知しにくいクラスター対策」[8]として対応を検討している。

　第2のターニングポイントは在日外国人の集団感染が起こり、ある一定の地域で感染者が大量に発生する事態が起こったことだと考えている。

非常にピンポイント、同時期に発生し、一気に入院をさせる必要があり、基本的には河北総合病院のように以前から必要に応じて対策をしていた病院に依頼されることが多かったと思われるが、周辺の感染者受け入れ病棟を持つ病院にも在日外国人患者が運ばれるケースが増えたと思われる。

　この時期に陽性者を受け入れていた都内の病院の医療ソーシャルワーカーに聞いたところ、すでに「ダイヤモンドプリンセス号」の患者を受け入れた経験から、携帯翻訳機の準備、Wi‐Fiの準備、食事対応のマニュアルがあり外国人受け入れに大きな問題は感じなかったとのことであった。

　「ダイヤモンドプリンセス号」の患者を受け入れていなかった病院でも、同じように携帯翻訳機と栄養科が宗教上の食事制限に対して対応することで受け入れを行っていたようである。

4　第3のポイント

　第3のポイントは第4波の最中である2021年8月23日に厚生労働省と連名で東京都が「感染症の予防及び感染症の患者に対する医療に関する法律第16条の2第1項に基づく協力の要請について」を出したことにあると考えている。

　東京都では2021年5月をピークにいったん下がりだしていた陽性患者と入院患者が8月に入り急増し、入院先が決まらない患者が社会的に問題になっていた（表7、8）。

　この事態に対し東京都と厚生労働省は都内の医療機関に対し、新型コロナウイルス感染症患者を受け入れるか、人材を派遣するかの協力要請を行い、正当な理由がなく応じない場合は病院名を公表すると通知した。

　このことにより、今まで新型コロナウイルス感染症の患者を受け入れて来なかった比較的中小の病院が一斉に少数ながら病床を確保しだした（表9）。

　新型コロナウイルス感染者の専用病床として登録した病床に対しては、入院要請があった場合、正当な理由なくして断ることができない。そのため入院してくる患者を選ぶことはできず、今まであまり外国人の受け入れ実績のない病院であっても受け入れる必要が出てくることになった。

　異なる文化を持った外国人でも受け入れる必要があることに気が付いた病院側は、

8　shiryou2.pdf (city.chofu.tokyo.jp)2022/8/3.

9　（通知）感染症法16条の2に基づく協力要請〔調査票つき〕(tokyo.lg.jp)2022/8/3.

表7　2021 年 4 月～ 2022 年 1 月都内陽性者数

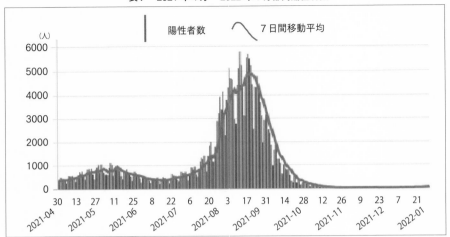

都内の最新感染動向 | 東京都 新型コロナウイルス感染症対策サイト (tokyo.lg.jp) より編集

表8　2021 年 6 月～ 2021 年 12 月都内入院者数

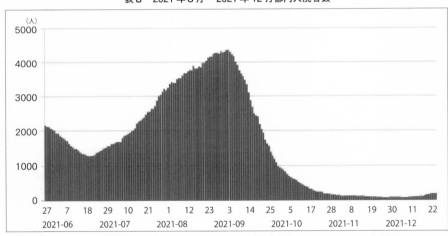

都内の最新感染動向 | 東京都 新型コロナウイルス感染症対策サイト (tokyo.lg.jp) より編集

表9　2020 年 12 月～ 2022 年都内病床確保数

年／月	2020／12	2021／1	2021／2	2021／3	2021／4	2021／5	2021／7	2021／9	2022／1	2022／2
人数	3500	4700	5000	5048	5594	5967	6967	6651	6919	7229

https://www.seisakukikaku.metro.tokyo.lg.jp/cross-efforts/2022/07/images/220520.pdf　新型コロナウイルス感染症対策に係る東京都の取り組み - 第 1 波から第 6 波までの状況 - より作成

取り急ぎ携帯翻訳機・タブレット端末などの用意をして入院要請の準備を行っていたようだった。

　ただし、この通達が出されたのが8月23日、締め切りが8月30日というスピードであったため、大半の病院が病床の申請をした後に受け入れの準備することとなった。そのため実際に感染対策を行い、患者受け入れが可能になるまでには若干のタイムラグが存在した。結果的にほとんどの病院の準備が出来たと思われる10月には急速に感染患者数が減り、入院患者が押し寄せる事態にはならなかった。

5　まとめ

　以上のように日本の一般医療機関にとって新型コロナウイルス感染症に対する準備すらしていなかった段階で「ダイヤモンドプリンセス号」の集団感染が起こり、考える暇を与えられずに対応を行わなければならなかった。結果的にはこの出来事が後の市中感染が広がった際の対策に大きな影響を与えた（特に神奈川県・東京都）。

　その後、在日外国人の集団感染が起こり、医療機関にとって地元に住む外国人を受け入れる必要性が出た（首都圏のみならず地方でも）。一定の地域では「ダイヤモンドプリンセス号」の陽性患者受け入れの際の経験を生かすことが出来た。また、元々、その地域に多く住む在日外国人に対して医療を提供していた病院は、それまでの経験を生かして受け入れることを行った。

　さらに東京都の医療機関では国と東京都からの要請により、普段はあまり外国人と接する機会が少ない中小の病院も感染者用の病棟を開設することとなり、外国人が入院してくることも想定して受け入れの準備をしなければならなかった。

6　終わりに

　新型コロナウイルス感染症が日本の医療機関に与えた影響は多大なものであり、外国人の受け入れという問題はその中の1つに過ぎない。

　今回起こった新型コロナウイルス感染症の流行は、今まで我々が経験したことのない事態を引き起こした。世界は一瞬にして分断され、国内でもその地域内で遮蔽される。

　結果、今まで医療が必要になった際に特定の医療機関にかかることが多かったり、帰国という手段をとったりしていた在日外国人の人々が新型コロナウイルス感染症に関わらず居住する地域で医療を受けたりする必要が出て来た。

そのような中、医療提供機関である病院は自らの目の前に現れる「患者」としての外国人を認識し、どの様に対応するか検討する必要に迫られた。自らの医療機関が存在する地域に多く住む外国人の特徴を理解し、日常的に対応が可能にすることが必要であることに気付いたということでもある。

　我々、医療ソーシャルワーカーとしても普段はあまり対応することのなかった外国人に対し、地域に住む住民として、医療や社会サービスが提供できるよう今一度検討する必要があると考えさせられた機会になったと考えている。

謝辞

　河北総合病院の地域連携室の皆様には、依然として新型コロナウイルス感染症の対応にお忙しい中ご対応いただき感謝申し上げます。

第7章

パンデミック下における外国人医療と心理・社会的サポート

橋本　翠

1　はじめに

　本稿では、パンデミック下における外国人医療についての事例を紹介し、そこから見えてくる心理・社会的サポートの実態および限界について取り上げる。現状において、パンデミック下における外国人医療に対する心理・社会的サポートを取り上げた論文等は数が非常に少ない。そのため、本稿では、紹介するいくつかの事例に対して心理・社会的にどのように捉え、関わることができるのか、という観点から探ることとする。

2　パンデミック下における在日外国人の医療の実際
〈事例1〉

　チュニジア人男性のAさんは、2021年に宗教上の問題で迫害を受け、命の危険を感じて出国した。このAさんは、ビザの申請なしに入国できるという理由だけで、短期滞在（90日）の在留資格で入国した。短期滞在の在留資格の外国人は健康保険に加入する資格がないため医療を受けることができない。Aさんは過去の疾病により定期的な受診が必要であったが、この状況下で半年以上受診することはできなかった。難民申請の手続きをしたが、すぐに支援を受けることができず、生活は困窮し2日間何も食べることができず、神戸市内の教会を訪ねて保護を求めた。発熱があり、コロナ感染症が疑われたため、総合病院を受診し、コロナ感染症の検査費用を除いた医療費の3倍の金額15万3660円が請求された。[1]

〈事例2〉

　カメルーン人男性のBさんは、12年前に家族滞在の在留資格で家族と共に入国し

1　移住連https://migrants.jp/news/blog/20220207.html

た。日本で仕事をする一方でHIV感染症の治療も受けてきた。2021年2月の在留資格更新時期に保証人が更新手続きに協力しない意思を示し、他に保証人を探すこともできず在留資格が切れた。在留資格がなくなったことにより、国民健康保険の加入資格を失い、HIV診療の医療費を補助していた自立支援制度と身体障害者手帳の資格も喪失した。服薬を中断することはエイズ発症につながるため、大阪市内のエイズ拠点病院を受診してこれからの方法を相談しようとしたが、保険がない外国人は保険点数1点＝20円計算であるという理由で受診できなかった。[2]

〈事例3〉

　2021年11月3日にコロナ禍における移民・難民のための生活医療相談会が、東京都千代田区の聖イグナチオ教会で開催された。外国人約140人が医療や生活相談を受けた。主催したNPO法人「北関東医療相談会アミーゴス」の長澤正隆事務局長は「入管から仮放免になった外国人の多くが仕事もできずに健康を害している。政府には、命を守るためにも健康保険証を出して欲しい」と訴えた。医療相談で最も多いのがうつ病で、他に心疾患や末期癌などの患者もいるが、治療する場合、正規の2―3倍の高額な治療費が病院から求められる。2008年に来日し、難民申請中のカチン族のミャンマー人女性（48）は、「難民申請が認められず、仕事ができない中で一番心配なのは健康。今日は、健康診断につないでもらえると聞き訪れた」と不安な顔で話した。また、2018年に来日したミャンマー人の男性（28）は、「3か月前に仕事を失い、保険もない。喉が痛く体調も良くないので相談したくて」と声を落とした。[3]

　上記の3つの事例は、外国人に対する医療費制度の問題で苦しい状況を余儀なくされていることを明らかにしている。

　森松ら[4]は、COVID-19パンデミック期間中に心身不調を訴えたベトナム人技能実習生とコロナ禍における対応の現状について調べた。この研究では、COVID-19パンデミック期間中、心身の不調を主訴に北九州の総合病院、クリニックを受診したベトナム人技能実習生2名の事例を報告している。事例1は、19歳女性、主訴は呼吸困難、ベトナム社会主義共和国の地方の農家出身、5人兄弟の末っ子で、そのうち技能実習生として外国へ渡ったのは彼女が初めてであった。監理団体型の技能実習生として2018年1月に入国した。同期の実習生と共同生活を行いながら、建築資材の組み立て作業に従事していた。2020年2月、37.5度の微熱と感冒様症状出現等によりクリニックを受診した。各種検査の結果、鼻閉を示唆する所見は見られるも、明

らかな疾患は指摘できなかった。父親の体調不良をきっかけに一時帰国をした方が良いのではないかという思いがあったが、父親の死後、帰国希望もなくなった。しかし、症状の持続が見られたため、心療内科を受診したところPTSD疑いと診断され、抗不安薬1日3回の内服にて実習を継続している。事例2は、24歳女性、ベトナム社会主義共和国出身の技能実習生で、2019年4月に監理団体型の技能実習生として入国し、食品製造作業に従事していた。

　母国にて心臓弁膜症疑いの診断にて、内服加療を行っていたが、もともと病気に対する不安が強く2019年末に「ベトナムの主治医を受診するため一時帰国したい」との希望を訴え、2020年4月に一時帰国する予定であったが、COVID-19パンデミックのため帰国困難状況となった。症状は自然に軽減したが、その後も入国前から内服している抗不安薬剤を頓服している。この2つの事例の心身症状は、COVID-19パンデミックとの直接的因果関係があるとは断定できないが、症状の推移は一時帰国困難に関与しているため、少なくともパンデミックによる間接的影響の存在は推測された。

　コロナ禍において病院に行きたくても行けないケースも多くあるという。室橋によれば、クルド人の間では、コロナ感染者もかなり出ている。多人数同居が多く、ひとりが感染すると家全体がクラスター化する。このような状況も相まって、クルド人に部屋を貸してくれる業者は少なく、また経済的にも苦しい家庭が多いため同居せざるを得ない。このような状況は東海地方のブラジル人やペルー人にも共通していた。

　仮放免でも健康保険に加入していれば医療も受けられるが、保険のない大多数の仮放免の人々は、体調が悪くなっても「病院に行く」という選択肢がほとんどないという。実費で治療費を支払えるだけの経済的余裕はない。当然、コロナに感染しても医療機関や行政からは把握されない。コロナかもしれないと思っても、市販の薬を買う

2　移住連https://migrants.jp/news/blog/20220207.html

3　https://www.tokyo-np.co.jp/article/140749

4　鈴木江理子（2021）コロナから問う移民／外国人政策—非常時に翻弄される「不自由な労働者」たち—国士舘人文科学論集, 2, 55–63。森松嘉孝・森美穂子・小笠原尚之・中田真詩・石竹達也（2022）COVID-19パンデミック期間中に心身不調を訴えたベトナム人技能実習生とコロナ禍における対応の現状　産業衛生学雑誌, 64, 22–25。移住連https://migrants.jp/news/blog/20220207.html（2022年2月22日閲覧）。https://www.tokyo-np.co.jp/article/140749（2022年2月22日閲覧）。

5　室橋裕和（2021）ルポ コロナ禍の移民たち 明石書店。

ことしかできない。このように、日本社会の枠の外に置かれている仮放免の人々も含めて、ワクチンを打たないとまずいというのは行政もわかっている。そのために、こうした在日外国人もワクチン接種の対象にはなっている。しかし、住民登録もない在日外国人にどうやって通知をするのか。通知できたとして、入管を警戒している人々はワクチンを接種しに行かないかもしれない。

　医療従事者の海外派遣を行う国立国際医療研究センター（NCGM、東京都新宿区）の国際医療協力局は、新型コロナウイルス感染症による日本在住のベトナム人コミュニティへの影響について調べるために、外国人が直面するワクチン・検査・生活困窮の課題である在日ベトナム人約1000人を対象とした「新型コロナの影響調査」の結果を発表した。

　調査は2022年1月17〜30日に、数十万人のベトナム人がアクセスするFacebookページ「TAIHEN」を経由したもので、在日ベトナム人929名から回答を得た。調査対象者の詳細は女性47％、男性53％、年齢20代が80％、30代が17％、在留資格は技能実習生32.2％、留学生29％、技人国13％、特定技能9％であった。結果は、新型コロナの検査について、症状があっても「受けていない」と回答した人は27％であった。その理由は、「費用がかかってしまうのではないか」（58％）、「検査がどこでできるのか分からない」（45％）の2点が最も多かった（複数回答）。そうした人で「体の具合が悪くなったとき相談できる場所、もしくは人がいない」と64％の人が回答していることから、在日ベトナム人たちが自治体や国の適切な情報を入手できず、相談できる環境も乏しいという状況が明らかになった。

　「新型コロナワクチン接種率」は91％と高い水準であったが、在留資格によって接種率に違いが見られたという。「留学生」「技能実習生」ではともに90％以上の接種率だったが、「仮放免」40％、「在留資格期限切れ」の人では21％にとどまったという。さらに「ワクチン未接種の理由」（複数回答）については、「副反応が怖い」（38％）、「接種したいが時間が取れない」（31％）、「自分が接種対象か分からない」（24％）、「在留資格のトラブルが不安」（19％）などの理由が上がった。貧困に関する項目では、半数以上（52％）の人が「住居に困っている」と回答した。そのほか、「家賃が払えない」（全体の12％）、「学費が払えない」（留学生の65％）、「食事に使えるお金が減っている」（全体の87％）など生活が困窮している人が多いことが分かった。また半数近く（46％）の人が「体の具合が悪いとき、すぐに相談できる相手がいない」と回答した。NCGM国際医療協力局は、「新型コロナのパンデミックは公衆衛生的な危機。外国人を含めて誰一

人とり残されず新型コロナ対策を進めていくことが重要だ」としている[6]。

　上述した近々の調査結果は、在日外国人が今まさに直面している様々な問題を浮き彫りにしていると言える。

　大川（2021）は、「セーフティーネットの穴を如何に埋めるか—命をつなぐ連隊と協働」の中で以下のように述べている。新型コロナウイルス感染拡大は、日本国内で生活する移民の医療アクセス、生活保障にどのような影響を与えているのか。最も大きな課題は、必要な情報が移民にタイムリーに届かないという現実である。国や自治体も情報の発信は続けているものの、基本的に言語は日本語である。もちろん、かなり早い段階から情報発信の多言語化は行政、民間ともに進められているものの、そういったものの存在を知らない、多言語情報にたどりつけない人も少なくない。

　深刻なのは、基礎疾患をもったまま十分な治療ができない人が多いことである。日頃から医療にアクセスできない移民は数多くいる。受診したくとも「言葉の壁」が移民の前に立ちはだかる。日本は医療通訳保障の制度が確立しておらず、通訳は本人任せ、ボランティア任せである。もう一つは、健康保険の問題である。皆保険制度の根幹をなす国民健康保険は、原則として「三月」を超える在留期間をもつ人しか加入資格をもたない。最後の砦である生活保護は、さらに範囲が狭く、定住者、永住者、日本人配偶者等、永住者の配偶者等の身分または地位に基づく在留資格および特別永住者に限定されている。

　また、移民は、感染拡大に伴う移民差別にもさらされており、感染のスタート地点が中国武漢市であったこともあり、一時期は国内の移民が保育園や医療機関の利用を断られる事例すら発生していた。

　さらに大川[7]は、移民の法的地位の問題も挙げている。外国籍者の法的地位は、日本政府による在留の「許可」であり、「資格」でしかない。したがって、在留管理の網の目から溢れてしまうと、非正規滞在者になり、日本にいてはいけない人になってしまう。本来、権利として保障されるべき医療、福祉、社会保障が、管理システムである在留資格の有無や中身によって規定されることが第一の問題であると述べている。

6　http://kyokuhp.ncgm.go.jp/press_room/press_release/2021/20220309.html（2022/3/22閲覧）。

7　大川昭博（2021）第8章セーフティーネットの穴を以下に埋めるか—いのちをつなぐ連帯と協働　アンダーコロナの移民たち 日本社会の脆弱性があらわれた場所　明石書店 鈴木江理子（編著）。

移住労働者は、在留資格により、就労分野が制限されているがゆえに、他分野への転職が認められなければ、あるいは転職先が見つからなければ、在留資格の喪失の危機に直面する。それは、国内で築き上げてきた生活基盤の喪失も意味する。定住化阻止政策の下で大量の不安定層が生み出されている中で、医療、福祉、社会保障の利用を在留資格にリンクさせてきたことが、健康や生存の権利を奪われる人を多く生み出す結果となっている。

　また、コロナ禍における支援の現場で今、問題となっているのが、自覚症状を感じた時の検査へのアクセスであると述べている。発熱や咳、味覚症状などの自覚症状がある時は、各都道府県の「帰国者・接触者センター」へ電話する方法と、最寄りの医療機関で診断を受ける方法がある。ここでも言語の壁があり、いずれにしてもハードルが高い。在留資格のない移民は、普段から医療機関にかかることができず、また仕事をすることも認められていないため、そのほとんどが生活困窮者となる。本来であれば、日本人以上に感染予防の手立てが求められるが、生活困窮からマスクや体温計を買うこともままならない。多くの移民が、感染の危険を感じながら、日々の生活を送るのもやっとの状態を強いられている。

　大川は、「移民が一日も早く受診し、早期治療ができるための体制づくりを」の中で、早急に取るべきは、医療アクセスの改善であると指摘している。多言語情報の提供、医療通訳の整備により、異変を感じた移民が一日も早く受診し、早い治療ができるための体制を整えることが重要である。また、日本は、感染の第一波、第二波において、ヨーロッパ諸国、あるいはアメリカ等に比べて、感染者数、死者ともに大幅に少なかった。その理由は、様々に考えられるが、世界の中でも最も利用しやすいと定評がある皆保険制度の存在も、感染の抑え込みに大きな役割を果たしているのではないかと述べている。医療費支払いを個人任せにせず、公的な支援を行うことで、移民を支援する市民団体と、医療機関、そして行政との協働が可能となり、感染予防に大きく寄与するはずである。そして、最後に移民の一部が排除されている医療・福祉・社会保障の権利が阻害されている現状を変えていくことは、新型コロナウイルス感染拡大が広がる中で、私たちが進むべき道のその第一歩であるとまとめている。

　NPO法人シェア＝国際保健協力市民の会による“日本に住む外国人母子が安心して保健医療サービスを受けられるために”の資料では、誰もが保健医療にアクセスできる、全ての人が健康でいられる社会を目指す活動について報告されている。この資料によると、保健師たちが、専門性を発揮して、外国人妊産婦が抱える課題に向き合

い、解決しようとした一つ一つの行動が変化をもたらした、自分一人や一つの団体が出来ることには限界があるが、繋がりをもち連携・協力することで、外国人母子支援がより深く広くなった、日頃からのコミュニケーションが大切、文化や習慣の違いを知らなくても、つながりを持つことで、対象の外国人住民から教えてもらえる、言葉の壁を取り除けば相互理解は深まる、NPOなどの役割は接着剤であり、一歩踏み出す手助けになる、などのまとめが述べられていた。

　この"NPOなどの役割は接着剤であり、一歩踏み出す手助けになる"というこの社会の状況を改めて考え直さなければならないと感じる。上述してきたさまざまな事例や報告の多くは、社会制度の脆弱さによる社会的弱者の生きにくさと、それをなんとか支えようとする善意に基づく団体や個人の活動である。社会が危機的な状況になった時、最も取り残されやすい人々が、社会的立場が脆弱な人々である。それは、パンデミック下でも同じであり、鈴木[10]は、ウイルス感染症の脅威は、人種・民族・国籍を越えたものであるが、実際には罹患を含むその影響は、社会構造的に「弱い」立場に置かれている者に、より多く現れると述べている。そういった人々に対する心理・社会的サポートは、善意ある団体や個人の活動に任せっきりで社会制度の改革が行われないままでは限界がある。改めて外国籍移住者に対する社会制度の見直しは喫緊の課題である。

　日本学術会議公開シンポジウム"コロナ禍における社会福祉の課題と近未来への展望〜直面する危機から考える〜"[11]の資料では、"コロナ禍で見えた、移民、難民の健康・生活破壊"について報告されている。資料によると、医療・福祉・社会保障の権利を制約する在留資格、つまり日本の入管政策が、移民の暮らしに暗い影を落としていくと述べられている。さらにパンデミックにより、難民申請者、帰国困難者および

8　大川昭博（2021）第Ⅰ部「福祉現場からの報告－コロナ禍で顕在化した課題－」コロナ禍で見えた、移民、難民の健康・生活破壊　日本学術会議公開シンポジウム　コロナ禍における社会福祉の課題と近未来への展望〜直面する危機から考える〜資料。

9　山本裕子（2021）PO法人シェア＝国際保健協力市民の会　日本に住む外国人母子が安心して保健医療サービスを受けられるために　JICA地球ひろば月間特集　海外そして日本におけるシェアの取り組み〜だれもが保健医療にアクセスできる、すべての人が健康でいられる社会を目指して〜 資料。

10　鈴木江理子（2021）コロナから問う移民／外国人政策―非常時に翻弄される「不自由な労働者」たち―国士舘人文科学論集、2, 55–63。

11　三浦麻子（2021）コロナ禍における日本人の社会心理―日本における時系列変化と国際比較　学術の動向、14–17。

移民の人々が苦境に立たされていることが移住連「新型コロナ移民・難民緊急支援基金報告書」にも記されている。

そして、先述の資料では、私たちの力で、失業⇨在留資格喪失⇨皆保険からの排除⇨受診困難⇨健康・生活破壊……といった“方程式”を変えることが必要であると指摘している。具体的な方法として、緊急に医療を受け、支払い困難となった人の医療費を支える仕組みを用意する、長期収容を直ちにやめる、難民審査は入管から切り離す、非正規滞在者に在留資格を、在留資格に関わらず、誰でも、いつでも医療が受けられる社会保障制度を作る、などを挙げている。移民・難民におけるソーシャルワークの価値は、「自分の思いや主張を言葉にすることは権利であること、この気づきを助けることがグローバル定義にある人々のエンパワメントを促進することであり、政策により国内での法的地位が不安定であるがゆえに、反人権的な状況に置かれている移民・難民にルーツを持つ人々に対するソーシャルワークの価値の基本をなす」と述べている。

3　パンデミック下における日本社会と心理

山縣ら[12]は、2022年3月下旬に実施した調査に基づいて、COVID-19禍の日本社会と心理について検討している。この調査では、COVID-19に関する認知、感染予防行動、生活実態、個人差変数、排斥的態度、およびデモグラフィック変数について測定分析されていた。その結果、COVID-19への関心やリスク認知のうち、COVID-19に対する恐ろしさの次元、情報収集手段の利用頻度、感染忌避および関連する価値観の個人差との間に正の相関関係が示された。また、外国人および中国人への受入態度と感染忌避との間に弱い負の相関が示され、外国人との接触頻度との間には弱い正の相関関係が示された。これは、その国への馴染みやすさや、文化への接触経験が排斥的な態度を抑制することを意味しており、山縣ら[13]は、感染禍での人種差別の抑制策として外国人に対する知識の充足を提案している。

上記に挙げたいくつかの事例に出てくる情報は、限られた人達しか知らない。外国人の置かれた状況や外国人を守る法律等やそれらの知識がもっと一般的に共有されるようになれば、少しは外国人も困った時に声をあげやすいのかもしれない。

また、山縣ら[14]の調査では、COVID-19への感染予防に効果的とされた衛生行動（マスクの着用）やCOVID-19の特徴（海外からの輸入感染症、人から人への感染）に関する回避行動（公共の場や、外国人／中国人が多く訪れる観光地への外出を控える）において、変化が著

しかったことを示している。さらに、排斥的な態度についての分析の結果、中国人への受入態度が相対的に最も低いことも示されている。これは、日本人の諸外国に対する親近感が中国は22.7%、アメリカが78.7%であり、中国への親近感がかなり低くなっている[15]。これらの結果の背景には、感染禍特有の反応というよりは、元来の中国に対する否定的な態度を反映した可能性も排除できないとしている[16]。

　さらに三浦らは[17]、コロナ禍が拡大している最中、2020年3月から4月にかけて、日本と他国の差異を検討するために、アメリカ・イギリス・イタリア・中国との5か国比較調査を実施している。その結果、他者のコロナ感染について、「何か悪い目に遭ったのは、その人が悪い人物だからだ」という内在的公正推論を行う程度に顕著な違い見られたことを報告している。つまり、日本と比較すると、他国で「自業自得」意識が極めて低いという結果を示している。山縣らの結果と同様[18]、こういった日本の文化の影響が外国人を社会的弱者にさせている可能性も否めない。とはいえ、歴史的背景を含む自国の文化はそう簡単に変容することは難しい。そのような中で、我々ができることは、人間の中に潜むさまざまな認知バイアスを認識した上で、外集団に対する排斥的態度を最小限に抑えられるよう、積極的に外集団の人々が置かれている状況を知ることではないであろうか。

4　感染症対策における外国人医療の今後の見通しと課題

　パンデミック下における在日外国人の医療の実際と心理・社会的サポートについて、いくつかの事例や報告を上述してきた。これらから浮かび上がる共通の課題は、やはり外国籍移住者に対する社会保障制度の見直しであろう。医療・福祉・社会保障の権利を制約する在留資格を管理する日本の入管政策が変わらなければ、時代や状況が変化しても何も変わらない。これまでの日本経済を支えてきたのは移民の労働力を無視することはできないことを再認識し、一人一人がこの問題に向き合っていかなけ

12　山縣芽生・寺口司・三浦麻子（2021）COVID-19禍の日本社会と心理―2020年3月下旬実施調査に基づく検討― 心理学研究2021年。

13　前掲12と同じ。

14　前掲12と同じ。

15　前掲12と同じ。

16　前掲12と同じ。

17　前掲11と同じ。

18　前掲12と同じ。

ればならない。そして、パンデミック如何に関わらず、外国籍移住者の抱える問題として、言葉の問題、社会保障の問題、生活習慣や文化の差異の問題等は、依然として国の政策としては不十分なままである。しかし、これまで見てきた事例や報告書によれば、政策として不十分な部分をNPOなどの団体や個人の活動が埋めつつ、支援の輪は広がっているという実感も確実にもてる。小さな事から少しずつ、自分に出来る事を行うことで支援の輪につながっていくと信じて始めるしかない。

　毛受[19]は、「移民が導く日本の未来　ポストコロナと人口激減時代の処方箋」の中で、ポストコロナの時代で成功を導くための一事例として、外国人介護士の支援について述べている。日本人による介護職離れが進む中、外国人介護士を増やすことで、介護職現場が外国人ばかりになってしまうのではないかという懸念もあったが、結果、そのようなこともなく、相乗効果として介護士を目指す日本人の若者も増えた。しかし、パンデミックが介護職領域の移民にも大きな影響を及ぼした。佐々木[20]は、コロナ禍が日本の介護領域における移民に与えた影響について調査した。その結果、介護職領域においても、他職種領域と同様、国境封鎖と共に契約満了を待たずに退職勧奨されたり、入国できずに介護福祉士養成学校に入れないなどの影響があった。また、他職種と比較して介護職は、特に高齢者や持病のある人々との身体接触を伴う職種から、感染への恐れなど、メンタルヘルスへの影響も大きいと考えられる。

　今、日本の介護職領域は高度経済成長期に中小企業が外国籍労働者に労働を担ってもらった状況と類似している。ポストコロナの時代を考えた時、同じ過ちを繰り返さないためにも、抜本的な入管政策の改革が求められる。佐々木[21]は、コロナ禍において人の国際移動に制限が設けられ、排外主義的な動きが高まる中、使い捨てられる介護移民が増えぬよう、今後も注視していく必要がある、と述べている。「今は必要だけど、いらなくなったら帰ってください」では、あまりにも身勝手であり、持続可能な社会を築いていくことは到底不可能である。

　外国籍移住者が安心して暮らせる社会保障制度がなければ、外国人医療の今後の見通しは暗いままである。

　どのような時代・状況であれ、社会的に脆弱な人々が誰一人として取り残されない、持続可能な社会を維持していくために、安定した入管政策そして社会保障制度の改革が求められる。

　毛受[22]は、著書の中でポストコロナ時代の受け入れの4つのステップを提案している。従来の受け入れは、高度人材のみを受け入れ、定住政策はなく、人口減少下で技

能実習生やデカセギ留学生増大で矛盾が拡大していることを指摘している。そこで、今後は、第一段階として、特定技能により就労を解禁し、在留外国人への支援を開始する。第二段階として、定住を前提に労働者の育成・定着、在留外国人の社会の位置づけ及び外国人に対しての政府の責務を明確化する（在留外国人基本法）。第三段階として、優秀な外国人の定住拡大、地方での外国人住民の増大と活躍、外国人の子どもたちの教育レベルを向上させる。第四段階として、社会のイノベーション活発化で閉塞感の打破、未来への希望のある社会を実現させる。このような段階的な政策の進展の必要性を挙げている。毛受も述べているように、外国人を単なる人材不足を補う労働者として扱うことこそが、そもそもの間違いであり、ともすれば、こういった認識を改めることから始めなければ、外国人医療の今後を見通すことも難しいのかもしれない。

　最後に、本稿では、パンデミック下における外国人医療における心理・社会的サポートと題して述べてきたが、不安定な世界情勢の中、我々個々人がまずできることは、外集団への排斥的態度をなくすために、我々自身が積極的に外集団の人々を理解しようと努めることである。パンデミック下であろうとなかろうと、人種差別を日常的に抑制する策として、外集団の人々に関する理解を深めることはとても重要である。どれほど社会保障制度が良くなったとしても、外集団の人々が日本社会の中で生活していく上で、日本人の理解なくしては、心豊かに安心して暮らしていくことは難しい。我々が、外国に行った時のことを考えれば、如何に自国の人の理解や支援が必要不可欠かということは自ずと理解できるはずである。

19　毛受敏浩（2020）移民が導く日本の未来 ポストコロナと人口激減時代の処方箋 明石書店。
20　佐々木綾子（2020）「第3回 コロナ禍が日本の介護領域における移民に与えた影響」「IDEスクエア —コラム新型コロナと移民」（日本貿易振興機構アジア経済研究所）。
21　前掲20と同じ。
22　前掲19と同じ。
23　前掲19と同じ。

引用文献

鳥井一平（2020）国家と移民 外国人労働者と日本の未来　集英社新書

http://kyokuhp.ncgm.go.jp/press_room/press_release/2021/20220309.html（2022年 3月22閲覧）

コロナ禍で苦境にある難民申請や移民への緊急支援要請書（2020）移住者と連携するネットワーク

第8章

COVID-19 患者への医療ソーシャルワーカーの援助から
──見えてきた現状と課題

渡邊佳代子

1　はじめに

　2019 年 12 月に原因不明の肺炎が中国において発生し、2020 年 1 月新型コロナウイルス感染症 (以下 COVID-19 と略す) と命名された。その後、COVID-19 は世界各国に急速に拡大し、世界保健機関 (WHO) は 2020 年 1 月 30 日に「国際的に懸念される公衆衛生上の緊急事態」とし、さらに同年 3 月 11 日に「パンデミック」を宣言したことはすでに周知のことである。本邦では同年 1 月 15 日に初めて感染が確認され、それ以降は流行を繰り返し、人と人との接触の機会の削減、飲食店等への休業要請、大規模イベントの中止や延期が求められるなど、私たちの日常生活において大きな変化をもたらした。

　また、医療現場では感染者受け入れのための対応が求められ、感染者が増えると病床数の確保が困難となり、COVID-19 以外の救急医療などにも影響が出て、医療体制が逼迫する状態に陥った。この間、医療現場での対応が刻々と変化する中で医療ソーシャルワーカー (以下 MSW と略す) が COVID-19 患者といかにかかわってきたかを振り返り、そこで見えてきた課題について言及したい。

2　COVID-19 患者の状況

　筆者が勤務する広島市立舟入市民病院は第二種感染指定医療機関であるが、今回の COVID-19 についても、地域の受け入れ施設として機能した。まず、当院の取り組みを中心に今までの経過を振り返る。

　広島県での COVID-19 流行には、第 1 波 (2020 年 3 月 1 日〜 6 月 30 日)、第 2 波 (2020 年 7 月 1 日〜 10 月 30 日)、第 3 波 (2020 年 11 月 1 日〜 2021 年 2 月 28 日)、第 4 波 (2021 年 3 月 1 日〜 6 月 30 日)、第 5 波 (2021 年 7 月 1 日〜 10 月 30 日)、第 6 波 (2022 年 1 月〜 2 月末) の 6 つの波があった。それぞれの波における、当院の受け入れ患者数の推移を図 1 に示す。第 1 波、第 2 波の時期には陽性者は全例入院との対応を実施して

いたため、ほとんどが入院症例であった。第3波以降は陽性者数が増加したため、症状の軽い症例は在宅あるいは宿泊施設での療養を実施している。この時期から当院では、在宅あるいは宿泊療養中の症例の状態が悪化した場合に「陽性者外来」で受け入れ、必要な症例は当院をはじめとする受け入れ病院に入院の調整を実施した。また、比較的軽症の症例については、在宅あるいは宿泊療養を継続として外来診療によってフォローすることも実施した。第3波、第4波では酸素投与が必要な症例が増加し、呼吸器症状が遷延したため隔離解除が可能となっても、更に入院が長期化するケースも増加した。第5波でも入院患者数は多かったが、高齢者の症例や重症化する症例は少なかった。この背景には高齢者を中心にワクチン接種がすすんだことが影響したと推察される。また、この時期には中和抗体カクテル療法も導入され、治療法もある程度確立されて、患者数に比して重症化する症例数は減少する傾向が見られた。

　このように、それぞれの流行の時期の特徴がみられたが、当院は地域のCOVID-19診療体制に必要とされる機能を柔軟に提供してきた。

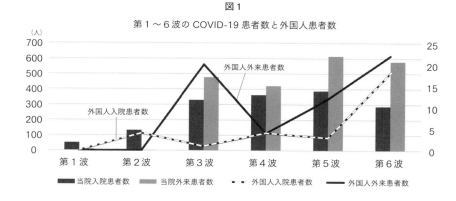

図1

第1～6波のCOVID-19患者数と外国人患者数

3　COVID-19患者とその家族との関わりの中でのMSWの役割

　上記のような機能を提供してきた広島市立舟入市民病院において、筆者は、MSWとしてCOVID-19患者が入院する病棟を担当した。当院のような施設において、MSWがどのような役割を担ってきたかについて、支援を実施した事例を通して紹介し、支援する上で留意すべき大切な事項はどのようなものであったかを提示したい。

1）退院支援のケースから見えてきたもの

　筆者が退院支援を行ったケースを紹介する。

【事例1　親子が別の医療機関へ入院した事例】

80歳の母と50歳の次男の二人暮らし。他に家族は長男がいたが日頃の付き合いはなかった。高齢の母の弟夫婦が食事を運んできてくれるなど協力してくれていた。

次男は数年前から仕事がうまくいかず、家に引きこもるようになっており、母以外の人とかかわることはなかった。母がCOVID-19に感染しA医療機関へ入院し、その後、次男も感染しB医療機関へ入院した。母は入院中寝たきりの状態が続き身体機能が低下したため、今までのように動けない状態となった。次男は酸素が必要となり、すぐに自宅退院は困難な状況であった。

〈支援内容〉

母、次男いずれも一旦転院しリハビリをする必要があった。しかし、それぞれが別々の医療機関へ転院してしまうと、その後の生活の再構築するための支援が不十分になることが想定された。そして、何よりも母は次男のことを、次男は母のことを相互に案じていると病棟の看護師より伝え聞いていたので、少しでも早く一緒に過ごしてもらいたいと考えた。A医療機関と連携し同じリハビリできるC医療機関への転院をお願いし、母、次男ともに、C医療機関へ転院することができた。この入院を機に母の弟夫婦から話を聞いた長男がかかわってくれることになり、長男と相談をしながら転院の話をすすめ、転院時も付き添ってもらい無事転院ができた。

〈ケースを振り返って〉

家族の誰かが感染すれば、他の家族も感染し入院する場合が多い。家族が一緒に同じ医療機関へ入院できれば良いが、困難な場合もある。この事例のように、親子が別々の医療機関へ入院してしまうこともある。そのような状況になると、お互いの状態が見えにくいため状況も把握しづらい状態になる。患者は、病の苦難も抱えつつ家族を案じ、安心して治療を受けられない。さらに隔離解除後、酸素が継続して必要など医療的処置の継続が必要となり、体力が低下してリハビリが必要な場合は回復期リハビリテーション病院等への転院をすることもある。この事例のように親子を同じ施設に転院支援することによって、その後の在宅生活への移行も円滑に実施できると考えられる。必要に応じて、複数の医療機関が連携して、患者・家族の状況や意向を伝え、つないでいくことが大切であると考えられた。

【事例2　認知機能が低下しており、身寄りがない事例】

70歳の男性。身寄りがなく一人暮らし。日頃から他人との付き合いがなかった。

認知機能が低下してきて、様子がおかしいと近所の住民から地域包括支援センターへ相談があり、支援を開始した矢先に COVID-19 の感染が判明し、入院となった。

〈支援内容〉

　親族がおらず、周囲との付き合いもなかったことから、今までの生活状況を把握している人がいなかった。患者に病棟看護師をとおして今までの状況を聴取したが、病状からくる苦痛と隔離された閉鎖的な空間で認知機能が低下していた患者は落ち着かず混乱状況で入院までの生活状況等の詳細を患者から聴きとるには限界があった。そのため、入院前に担当していた MSW や、地域包括支援センター、行政と連携し、情報収集を行った。

　COVID-19 が回復しても、在宅へ直接退院することは困難と思われたため、転院先や今後の生活の場について検討する必要があった。そのため、行政、地域包括支援センターとも協議し、介護保険の申請を早急に進めた。患者へは介護保険のパンフレットを用いて病棟看護師から説明を行ってもらった。また、経済的な支援が必要だったため、生活保護申請の相談も行った。

　転院時は、MSW が転院に付き添った。転院の移動時の車の中で、ようやく患者から今までの生活などの話や想いを聴くことができた。患者は落ち着いた様子で昔のことを何度も話された。転院先の MSW へ診療情報提供書に加え、今までの支援経過と MSW が直接患者から伺った話や想いも伝え、今後の継続支援について依頼した。

〈ケースを振り返って〉

　患者のことを理解している家族など不在であったこと、また患者の認知機能が低下していることから、今までの生活状況などを把握できず支援が難渋することが予測された。そして、認知機能低下がある患者に対しては自己決定できるよう支援を行う必要があり患者の様子をうかがいながら決めていく環境整備が望ましい。しかし、COVID-19 に感染しており隔離が必要な状況であったため、患者との直接のコミュニケーションによる意思決定支援は困難であった。そのため患者が入院前に相談・利用してきた関係機関と情報を共有し、患者のニーズが充足できるよう協議し、複数の機関がそれぞれの役割を明確にしながら協議することが円滑な転院支援につながった。

2）COVID-19 患者・家族の支援で感じたこと

（1）会えない中での支援の難しさ

　感染拡大防止のため、家族との直接の面会制限が余儀なくされた。家族から「患者

はどのような様子ですか？　会うことができず、様子が分からないのは不安です」との声が聴かれ、家族がCOVID-19に罹患したことへの不安に加え、直接面会できず不安も大きいことがうかがわれた。このような心情も理解した上で、退院後の家族の希望に配慮した医療ソーシャルワークが必要であると思われた。

　そして、COVID-19患者のみならず濃厚接触者となった家族ともMSWが直接「面接」することも制限される。本来、「面接」は医療ソーシャルワークを展開するうえで基本的な技術であり、患者・家族との面接を通して、信頼関係を構築し医療ソーシャルワークを展開していく。MSWは面接の中で今までの生活状況を傾聴し、治療や退院後の生活についての希望を確認しながら支援を進める。しかし今回、その面接が十分にできない状況の中で、支援をすることの困難さを痛感し、この問題にどのように取り組むかが重要な課題であると感じた。

（2）意思決定支援の難しさ

　ソーシャルワーカーの倫理綱領には「利用者の自己決定を尊重し、利用者がその権利を十分に理解し活用していけるようにする」、「意思決定が困難なクライエントに対して、常に最善の方法を用いて利用者の利益を擁護する」との記載がある。また、医療ソーシャルワーカーの業務指針には「患者自身の状況把握や問題整理を援助し、解決方策の選択肢の提供等行うこと」と記載されている。本来医療ソーシャルワークの基本は、患者・家族の想いを大切にし、自己決定の権利を保障し実行できるよう意思決定支援をしていくことであるが、上記のように、面接が困難である中で意志決定支援をすることも困難であった。さらに、感染病棟のベッドが逼迫した状況下では、MSWは新規症例のためのベッドを確保するために早期退院支援をすることも求められた。このため、患者・家族へ寄り添い自己決定できるような支援が十分にできなくなっていたのではないかと思われる。このようにMSWが大切にしている視点や価値を保てない中で支援を継続しなければならない困難さを強く感じ、このままでよいのかという葛藤もあった。

（3）関係機関との連携の重要性

　クラスターが発生した施設や医療機関から入院する患者も多かった。隔離解除となればもとの施設や医療機関へ戻れるよう支援を行うが、調整に難渋する場合もあった。その理由として、多くの場合は職員への感染も拡大しており、受け入れが困難な

状況があることも多いが、それに加えて感染に対する不安や認識の違いも影響した。国からの通知では、PCR等の検査結果にかかわらず基準を満たせば隔離解除となり、肺炎などの症状がなければ退院や転院も可能となる。しかし、「PCR検査の結果が陰性であること」等、それぞれの機関等の患者受け入れのルールがあり、もとの施設等との調整に難渋した。また、在宅においてもデイサービス等の在宅サービスが退院後すぐに利用できず、元の生活にもどれないことがあった。各関係機関が、感染に対する共通の理解を持つことが必要である。そして、我々も含めた関連する医療機関は、あくまで「患者・家族の今後の生活を支えていく」ために連携することが求められることを再認識するべきであると考える。

4　外国人のCOVID-19患者の状況

1）外国人のCOVID-19患者の状況から見えてきたもの

図1の折れ線グラフで示すように、当院において、第2波以降、各流行期に数名の外国人の入院があり、第3波、第5波では外来受診症例も10名以上となった。それぞれのコミュニティ内での流行が関与している場合もあり、同じ日に複数名が受診されるケースなど診療の上での対応も必要であった。外国人のCOVID-19患者の平均年齢は35.5歳で、高齢者はいなかった。少ない症例数の中での検討ではあるが、図2に示すように外国人のCOVID-19症例では、発症から入院までの日数が日本国籍の症例と比較して、約2倍近くとなっていた。外国人の症例は、多くが仕事のため居住しており、相談する環境が周囲にあったと思われるが、言語の問題から、うまく状態を伝えられなかったこともあったようである。

外国人の入院患者の約7割が日本語を理解できず、医療従事者は通訳の人をとおしての会話や、携帯型の通訳装置を活用しながらコミュニケーションを図った。また、

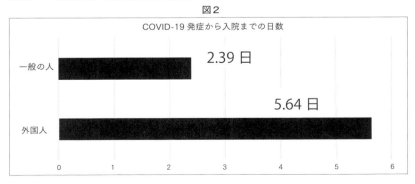

図2

COVID-19 発症から入院までの日数

中には日本語は話せても日本語が読めない患者もいた。なお日頃の日常会話は理解できても医療用語や内容など病状的なことはさらに理解しにくく、病気への不安や入院生活のストレスはより大きかったと推察される。

　ほとんどの症例が軽症例であり、高齢者はいなかったこともあり、MSW が退院、転院支援に介入する必要性はほとんどなかったが、今後そのような症例が発生した際にどのように対応するべきか、シュミレーションしておく必要性を感じている。特に言語と文化の違いに伴う対応の問題点を整理し準備したいと考えている。

2）外国人支援において大切なこと

　先に述べたが、言葉の問題は大きい。医療用語がわかりにくく、病状的なことが理解しにくいだけにとどまらず、言葉が分からないことによって生活全般の社会保障制度などの知識や情報を得ることが困難となり、医療用語と同様に制度の言葉が難しく理解しがたいことも想定される。COVID-19 で入院したことで外国人患者の生活の保障は保たれたのかと懸念はあった。今回の当院での外国人の入院患者では、医療費や生活費の問題で MSW の支援が必要な症例はなかった。その背景には、医療費は公費で賄えたこと、外国人患者の多くが仕事に就いており、会社とのつながりがあり傷病手当金など手続きしていたことがあると推察された。しかし、地域や会社とつながっていない場合も想定されること、制度やサービスはその他にも多くあり複雑であることなどから、これからの情報にアクセスしやすい工夫が求められる。

　外国人においては、外国人がゆえに抱える生活問題や課題があり、その生活を送る際に、「言葉の壁」、「文化の壁」、「制度の壁」、「心の壁」「アイデンティティの壁」があると言われている。支援する側はそのことを認識しながらかかわっていくことが大切である。

3）外国人支援での困難さ

　先に事例で述べた支援の困難さは、外国人支援においてはさらに困難さが増すと考える。その要因は言葉の問題や文化の違いがある。支援する側が話していることがどこまで伝わり、理解しているのか、また、相手が伝えたいことが十分に理解できているのか、さらに、文化の違い等により何を大切にしているかを、こちらがくみ取れているのかも注意が必要である。当然ではあるが、外国人においても MSW が大切にしている自己決定の権利を保障し実行できるよう意思決定支援への工夫が求められる。そのためには多職種との情報共有や保健所、通訳者、外国人住民を支える地域の

NPOやボランティア団体等との連携への取り組みなどが、今後の重要な課題であると感じている。

5　まとめにかえて

　患者と家族が会えないなどの特殊な状況下で、筆者自身が本来の MSW としてのかかわりが十分にできないため、どのように対応するべきか自問自答する日々である。隔離期間中には、面接することができないが、退院時には可能な限り、実際に患者と家族に会うように心がけている。認知症の方が自宅に退院する際、患者に声をかけると「ありがとう。元気になってよかった」と満面の笑みでこたえて下さり、命が助かったと安心されたことが伝わった。退院時迎えにこられた家族との久しぶりの再会に涙を流され喜んでおられる姿もあり、入院中の険しい表情からは想像もつかないくらい穏やかであった。そのような瞬間には、「元の生活に戻ることができてよかった」と MSW 自身も喜びをともにできた。

　会えない中での支援の難しさ、意思決定支援の難しさはあった。しかし、MSW は患者・家族にかかわる姿勢は変わらず持ち続けながら、今一度 MSW が大切にしている価値やアイデンティティを見つめなおし、今できる支援を精一杯行なわなければならないと思う。

　最後に関係機関との連携について触れたい。COVID-19 の患者とその家族とかかわる上で、これまで以上にさまざまな関係機関と連携する機会があった。この連携のあり方も、コロナ禍に対応していく過程でさまざまな変化が起こっていると感じている。当初は、他施設の退院後の受け入れの条件が厳しく、感染に対する認識の違いなどから「つなぐ」ことの難しさも感じた。感染予防のため関係機関職員との面談も制限され、情報共有をする上での困難さもあった。時間の経過とともに COVID-19 後の患者をすぐに受け入れてくれる医療機関や施設も増え、在宅でも支えてくれる事業所も増えてきた。本稿執筆中の現在（2022 年 2 月）、オミクロン株の流行に伴って施設や事業所でクラスターが多く発生しているが、各施設内で懸命に対応を継続するケースも増えている。今後は、こうした特殊な状況下でいかに各施設と連携していくか、そのあり方を模索することが課題と考えている。

　繰り返しとなるが、「患者・家族の今後の生活を支えていく」ことが連携を進める上での共通する目的であることを再確認しながら、関連するすべての機関が協力して支援を続けていくことが大切であることを強調したい。

参考文献

厚生労働省「認知症の人の日常生活・社会生活における意思決定支援ガイドライン」

「ソーシャルワーカー倫理綱領」

　　　　社会福祉専門職団体協議会代表者会議　2005年1月27日制定

　　　　日本ソーシャルワーカー連盟代表者会議　2020年6月2日改定

「医療ソーシャルワーカー業務指針」

　　　　厚生労働省健康局通知　2002年11月29日健康発第1129001号

公益社団法人　日本医療ソーシャルワーカー協会『医療と福祉』No108　Vol.55-No. 1

日本医療ソーシャルワーク学会『医療ソーシャルワーク研究』No11

公益社団法人 日本社会福祉士会 多文化ソーシャルワーク調査研究事業検討委員会（2019）

　　　　『滞日外国人支援 基礎力習得のための ガイドブック』

第9章

パンデミック下の外国人医療と日本人看護師
および保健師との関わり

金澤　寛

1　はじめに

　本稿では、パンデミック下における外国人医療とそれに関わる看護師および保健師を中心とした医療従事者の活動について、日本看護科学学会で開催されたコロナ禍での保健師の活動についての座談会の内容やパンデミック下における外国人医療のいくつかの事例を紹介するとともに、パンデミックの混乱期での外国人医療の現状とその対応を振り返りながら、見えてきた課題や今後の在り方などを考察することを目的とする。

2　パンデミック下における日本人看護師および保健師の活動

　第41回日本看護科学学会学術集会で開催された座談会の中で、「コロナ禍での保健師活動のリアルとこれからの在り方について」というタイトルで、全国の保健師を対象に匿名によるWebアンケート調査が実施され、そこで得られた最前線で活躍される保健師の声をもとに議論されていた。

　これによると、2020年1月頃から始まったパンデミック下において、従来の新興感染症対策は生きたのかという問いについて、アンケートの結果から、「これまでの危機管理体制の不十分さが露わになった」、「新型インフル流行時に策定した所内の指針に準じて対応していたが、感染がこれまでに長期に及ぶことを想定したものではなかった」、「保健師に過重労働を強いる形で何とか体裁を保ってきた」、「もともとアウトブレイク時に個別事案に対処するだけの人員配置がなされておらず、対応ができない状況であった」など、これまで（2019年）の教訓があまり生かされていなかったことが窺えるとの堀成美氏の見解であった。

　国の政策においても、パンデミックの第1波から第7波に至る今日までの全国の医

1　週刊医学界新聞、第3454号（2022）医学書院。

療現場の状況を推察する限り、病床の使用率など、何か大きな改革がなされ改善された様子を伺い知ることはできない。

　パンデミック下における医療現場の詳細は、いつも以上に一般市民の目に触れることは少なく、実際に医療現場がどのような状況であるかはニュースを通して知るレベルである。

　國島らは、医療従事者の新型コロナウイルス感染症感染事例についての調査を335名（同一施設を含む）を対象に実施した。その結果、有効回答88施設の内、79施設（89.8%）が過去3ヵ月に新型コロナウイルス感染症の診療を行っていた。その内、職員の感染事例は56施設（63.6%）で報告されており、主な罹患職種は「看護師」が最も多かった。もちろん、感染経路は様々であろうが、こんなにも医療従事者が感染していたことに驚かされる。このようなリスクを背負いながらも看護師・保健師を含む医療従事者は命を守るための活動をしていることに改めて感謝しなければならない。さらに、このような状況下で医療従事者のメンタルヘルスは世界的にも問題になっている。太刀川によると、自分の意思に反して組織の要求でCOVID-19と戦わなければならないモラル・ディストレスやモラル傷害、さらに災害支援者と同様の惨事ストレスが生じていることで、医療従事者のストレスが極限化し、メンタルヘルスの悪化や自殺リスクの上昇に至っていることが想定されており、COVID-19に対応する病院は、災害に準じた職員のメンタルヘルス維持のための組織的かつ具体的支援を講じる必要があると述べている。医療従事者や災害支援者に生じる特別なストレスを惨事ストレスと呼ぶが、義務としての活動、限られた活動資源、活動上の身体制限、連続勤務による疲労など、その重圧は計り知れない。パンデミック下における外国人医療と看護師・保健師の関わりを述べる前に、今一度、このパンデミック下において、医療従事者がどのような状況下に置かれているのかを知っておくことは重要である。

　第1波から現在に至るまで、私たち国民の命を支える看護師や保健師の活動は、言いつくせないほどの慌ただしさの中で行われてきたことがうかがえる。前述した内容にとどまらず、これまでの活動の中から多くの課題も浮かび上がってきている。たとえば、保健師にしかできないことを優先的に取り組める環境構築の必要性やコロナ禍という緊急事態を理由に新任期職員が最前線に立つことを余儀なくされたなど多岐にわたっている。今もなお、コロナ禍は終息の兆しを見せることはないが、この状況下で災害弱者とも言うべき外国籍移住者と医療との問題もクローズアップされている。

　多様な文化背景を持つ在日外国人患者と看護師との関係構築は、様々な問題解決の

基本的土台となると考えられる。野中・樋口[4]は、多様な文化背景を持つ在日外国人患者と看護師との関係構築プロセスを明らかにすることを目的として研究を行った。その結果、看護師は「在日外国人患者に適切な看護提供をしようとする意思」と「多様な文化背景を持つ患者の文化の違いを踏まえ理解したいという意思」を備えながらも、過去の在日外国人との負の看護経験や、自らの乏しい語学力を自覚することで、患者との関わりに自信が持てず、「在日外国人患者との関わりをためらう」思いを抱いていることが示された。

　この結果からも、言語の壁は大きいことが示唆されている。しかし、今は言語変換器の性能も充実しており、多くの現場で活用されていることから、医療現場でも積極的に活用し、少しでも言語の壁を崩していくことが重要である。

3　パンデミック下における外国人医療の実際と日本人看護師および保健師との関わり

　前述の座談会の中で、「外国籍在住者に看護師はどのようにかかわるか」という話題提供もあり、座長を務めた愛知県立大学の柳澤理子氏は冒頭で「コロナ禍により情報不足や、収入源を失い困っている外国人が国内に多くいる。看護職に何ができるか検討したい」と議論のねらいを述べ、各地で外国人対応に尽力する演者が発表を行った。中部大学の大谷かがり氏は、豊田市内で2003年から取り組むブラジル人集住地域におけるフィールドワークから得られた知見を報告した。外国籍の国内在住者の中でも、不就学児への保健医療サービスの不足に言及し、その保護者の不安定な雇用状況や日本語の習得状況が、医療アクセスの障壁につながっている。さらに国や地域により健康観への差があることも指摘した。課題解決策として、看護師をはじめ支援者が文化人類学などの他学問の研究者と協力し国内で暮らす外国籍在住者の生活や文化への理解を深め、支援に当たる必要があると主張した。

　しかし、現実問題として、このようなパンデミック下において、それぞれの職種における業務の遂行すらままならない状況下で他職種との連携は困難を極めている。こ

2　國島広之・吉川徹・網中眞由美・遠藤史郎・菅野みゆき・豊川真弘・貫井陽子・藤田昌久・森兼啓太・四柳宏・和田耕治・佐藤智明・青柳哲史・飯沼由嗣・泉川公一・植田多貴史・内山正子・藤村茂・美島路恵・三鴨廣繁(2021)環境感染誌,36,181-183。

3　太刀川弘和(2021)医療従事者のメンタルヘルスをどう維持するか　自殺予防と危機介入,41,12-16。

4　野中千春・樋口まち子(2010)在日外国人患者と看護師との関係構築プロセスに関する研究　国際保健医療,25,21-32。

のような非常時に対応するためには、通常業務の中での非常時対応の準備が如何に大切であるかということを昨今のパンデミック下で今まさに学んでいるところである。

3-1　パンデミック下における共通の課題

　また、神奈川県勤労者医療生協港町診療所の沢田貴志氏は、流行時期にかかわらず、一貫して共通する課題として、①言葉の壁、②医療費の問題、③生活習慣・文化への配慮、④外国人を支える地域ネットワークの未発達、以上の4点を挙げた。今後、求められる対策として、施設レベルでの医療通訳者の確保や当事者への健康情報の提供を挙げ、医療従事者が外国籍患者の置かれた社会背景を理解し、解決策を共に探る重要性を強調した。

　濱野ら[5]は、英語を母国語としない外国人COVID-19患者に対して、看護支援の困難性とその対策について明らかにすることを目的とし研究を行った。その結果、言語による意思疎通からの看護情報収集の困難性が最も多いことが示された。そこから見えてきたことは、患者の「大丈夫」との発言は文字通りに受けとってはいけないということであった。対策として、入院前に保健所や会社での十分な説明をしてもらうことが必要であり、通訳を介しての説明や言語変換器と共に母国語での入院説明文書や看護情報収集カード作成は役立つ可能性があることを示した。沢田氏が述べた4つの課題を支持する結果となっている。

　沢田氏が挙げた4点は、コロナ禍であろうとなかろうと、外国籍在住者にとってはとても重要な課題である。外国籍労働者が増えてきた1950年代は、まさに日本の高度経済成長期の始まりであり、多くの外国籍労働者によって日本の成長は支えられてきた。日本は移民社会と言っても過言ではない。それにもかかわらず、現在では、外国籍移住者に対して、最低限の人権を擁護した生活すらも脅かそうとしている。こういった現状に日本の政策もしっかりと目を向けるべきである。

3-2　一人も取り残さない医療の実現

　鳥井は[6]、『国家と移民 外国人労働者と日本の未来』の中で、「民主主義の基本的な考え方として『一人も取り残さず、平等に、人権を尊重する』という理念があります。そして「人身売買や奴隷労働の根絶」も、民主主義の約束事の一つであるにもかかわらず、残念ながら日本では、このことがずっと見過ごされてきました。戦前戦後を通じて『移民がこの社会を支え続けている』という事実が日本では隠され続けてきたの

です」（p.31）と述べている。

　日本人であれ外国籍在住者であれ、一人も取りこぼさない医療が実現されるために、私たちにできることは何なのか。そして、すでにできることを実践している医療従事者は多くいることも様々な報告からうかがい知ることができる。

　認定NPO法人シェア＝国際保健協力市民の会の西山[7]は、コロナ禍の影響と日本で働く外国人の健康について以下の内容を報告している。認定NPO法人シェア＝国際保健協力市民の会は、1983年に健康で平和な世界を全ての人と分かち合うために、医師・看護師・学生等がつくった保健医療NGOであり、すべての人が心身ともに健康で暮らせる社会を目指し、"命を守る人を育てる"ことを大事にすることを掲げて活動している団体である。この団体は、日本に住む外国人労働者（移民）の健康支援のためには、多くの目標に取り組む必要がある。日本において移民は、社会的に脆弱な立場の人々であり、様々な場面で焦点が当たりにくい（手が届きにくい）、取り残されている人達である、と述べている。

　シェアによる在日外国人の健康支援活動として、外国人医療電話相談を行っている。この外国人のための医療電話相談対応回数は、2006年から2019年までの期間で、2010年の541回が最も多く、次いで2017年の503回となっている。外国人からの電話相談だけでなく、保健医療従事者からの相談も多くなっている。相談内容は、結核・HIVに関する相談、医療通訳派遣、帰国支援・出身国の医療情報、在留資格・医療費について等である。

　日本には、技能実習生を含め、多くの外国人労働者がいるが、パンデミック下における医療から見た、これら外国人労働現場の課題としては、母国に帰国できず持病の治療継続が困難であったり、技能実習生間でのクラスター発生などさまざまある。特に、技能実習生の失踪者は「隠れて暮らす」、「３密」、「健康保険がない」ため、病院に行けず感染を拡大する可能性があることも指摘されている。

　この報告書で述べられているように、どのような時代であれ、どのような状況であれ、最も取り残されやすいのは、社会的に脆弱な立場の人々である。シェアのような

5　濱野里紗・永尾恵・松野多希子・久保江律子・渡邊惠代・松田純一・花島まり・三谷伸之・久我貴之（2022）日本農村医学誌,70,535-542 6 鳥井一平（2020）国家と移民 外国人労働者と日本の未来　集英社新書。

6　鳥井一平（2020）国家と移民 外国人労働者と日本の未来　集英社新書。

7　西山美希（2020）コロナ禍の影響と日本で働く外国人の健康　認定NPO法人シェア＝国際保健協力市民の会 資料

団体を含め、そういった立場の人々を支援する活動は、日本における外国籍在住者を支える上でとても重要であり、価値のあることである。しかしながら、コロナ禍という未曾有の世界規模のパンデミックが、このような団体の支援活動の制限を余儀なくさせている。もともと社会的に脆弱な立場である移民が、コロナ禍の影響によりさらに脆弱な立場となり、支援の手も届かなくなり、生活すらも危ぶまれる事態になっていることは、先進国として恥ずべきことである。

3-3　外国人に対する保健医療サービス

　NPO法人シェア＝国際保健協力市民の会の年次報告書2020では、対面での活動が制限される中、コロナ禍での課題にも対応しながら、妊産婦の健康のために取り組んだ1年が報告されている。活動の背景・課題は、外国人母子が保健医療サービスを安心して受けられない現状であった。そのために在日外国人の保健医療サービス利用状況改善プロジェクトを立ち上げ、対象外国人の保健医療サービス利用状況を改善させることを目的とし、東京都における保健医療に関して問題を抱える在日外国人（主に母子）とその支援者を対象に実施された。成果として、1　杉並区と協働でネパール人対象母親学級開催が実現（母子保健活動）、2　新型コロナウイルス感染症予防に配慮した、遠隔での医療通訳を開始（相談、医療通訳派遣）、3　日々更新される新型コロナウイルス感染症の情報をまとめて発信（情報発信の強化）、4　外国人コミュニティのCOVID-19感染拡大に備える情報ネットワーク強化支援に参加（緊急支援）の4つが挙げられた。

　この4つの成果に共通するのが「情報の提供」である。母親学級が開催されることで、母子保健に関するさまざまな情報が手に入り、医療通訳を通じて相談が可能となり、必要な情報を手に入れることができる。また、多言語による情報を発信することで新型コロナウイルス感染症に関する重要な情報を多種多様な国籍の外国人が手に入れることができる。そして情報ネットワークが強化されることで、緊急支援等が行き届き、リアルタイムで必要な情報を手に入れることが可能となる。これは、先に述べた沢田氏による流行時期にかかわらず、一貫して共通する4つの課題（①言葉の壁、②医療費の問題、③生活習慣・文化への配慮、④外国人を支える地域ネットワークの未発達）と相通ずるところである。

　パンデミック以前に行われた橋本らの研究[8]では、三重県保健師の在日外国人への保健活動の実態について調査し、外国人保健医療サービスの在り方について検討され

た。その結果、地域によって主要対象者の出身国が異なり、異なる対応が求められており、保健師は対象となる外国人の文化的理解を進めるとともに、地域の行政サービスや社会資源を活用し、よりよい保健サービスを提供する工夫を行うことが求められ、県も外国人保健サービスの充実にさらに取り組むことが必要であることを結論づけている。この結果が示しているように、外国人における保健サービスの課題は、パンデミックの有無に関わらず、ほぼ共通している。つまり、平時から制度を充実させておかなければ、有事の際にさらなる複雑な対応を実施することは、より困難になることを示唆している。

　世界的なCOVID-19によるパンデミックに伴い、日本の薬局でも外国人患者への対応が求められているという。鈴木らは、COVID-19対策に関連して、薬剤師から外国人患者への情報提供を支援するために、都道府県のWebサイトから多言語で相談可能な連絡先情報を収集してまとめ、薬剤師向けのWebサイトで紹介した。COVID-19対策を機に、薬局には各施設での外国人対応を見直し、災害時だけでなく日常的にも外国人が安心して利用できる場となるように受け入れ体制の整備が求められるとの報告をまとめた。この活動は、画期的な活動である。薬や健康相談に関する多言語相談窓口が一括されていることで外国人患者はアクセスしやすい。日本人でさえ、この複雑な情報社会の中で必要な情報を得ようと思うと大変である。知りたい情報がまとまっているサイトがあればいいのにと思うところである。このように、少しずつでも外国人患者への対応を講じるための活動があることも知っておきたい。

3-4　日本看護協会による新型コロナウイルス禍における外国人患者対応

　2020年度日本看護協会は、新型コロナウイルス禍における外国人患者への対応について、①「外国人患者受け入れにおける診療や入院、治療に伴う対応～文化ギャップを超えた看護実践できるチカラ～」、②「文化・宗教・医療制度の違い、分かりやすさに配慮すべきポイント～外来受診対応編～」、③「新型コロナウイルス禍における対応例」を報告している。

8　橋本秀実・深堀浩樹・伊藤薫・馬場雄司・山路由実子・佐々木由香・村嶋正幸（2010）三重県保健師の在日外国人への保健活動 三重県立看護大学紀要、14, 19-26。
9　鈴木渉太・岡田浩・中山健生（2020）　新型コロナウイルス感染症パンデミック下における薬局での外国人対応―Webサイトを用いた情報発信と今後の展望 日本プライマリ・ケア連合学会誌43, 158-160。

①では、「求められる看護実践能力に加え、外国人患者には、文化ギャップを超えて看護実践できる力（コミュニケーション能力、文化アセスメントする能力、多職種との調整能力）が必要である。また、外国人患者の看護実践では、マクロレベル（制度）とマイクロレベル（文化）の看護があり、互いに連動していること。文化を超えて看護実践するには、自分の文化を知ることから始まること」としている。

　②では、「外国人患者の多くは、外来受診で終わるケースが多い。そのため、患者の受療の意思決定支援には、診療体制に対する説明を患者のコミュニケーションレベルに合わせて行うことが重要であること。訪日外国人が増えている一方で、海外に出ていく日本人も多くなっている。人が移動することによる健康問題に対する医療が渡航医学であり、渡航にまつわる健康問題は、外国人だけでなく日本人にも存在すること。渡航にまつわる健康問題の解決策を講じる時には、International Nursing：国家間看護を意識する必要があること。患者にとって慣れ親しんだ医療を受けることができない時、療養へのアドバイスが鍵となること」としている。

　③では、「新興感染症対策の難しさとして、感染予防策や治療方法が確立していないこと、病状経過の予測が困難であること、患者・家族と同様に医療従事者も強い不安やストレスを抱えていること、対応できる人員が限られていること、感染者が急激に増えたり蔓延化すると医療資源が不足すること、などが挙げられている。新興感染症患者の対応に必要な視点として、患者・家族に必要な情報を提供できているか、加えて、望む治療を受けることができているか、治療や感染対策が患者・家族にとって不利益になっていることはないか、他者への感染リスクを高めていないか、資源は適切に配分されているか、などが挙げられている。

　いずれの例においても、適切な医療を施すために言葉の壁は非常に重要な要因となっていることが明らかである。その壁に立ち向かうために、ある病院では、患者の日本語能力に準じて日本語の用い方、あるいは通訳・翻訳の用い方を工夫していた。さらに通訳の利用基準も明確に定められており、マニュアル化されている。こういった外国人患者に対する対応策を講じている医療機関は数多く存在するが、コロナ禍においてこのような徹底したマニュアルがあることは、医療従事者にとっても安心感につながっていくものと考えられる。

4　パンデミック下における外国人医療の今後の見通しと課題

　パンデミック下における外国人医療と実際と日本人看護師および保健師との関わり

について、これまで事例や報告をいくつか紹介した。いずれの事例や報告においても、多くの看護師や保健師をはじめとした医療従事者は、外国人だからといって差別することもなく、人権を尊重しながら懸命に治療や対応に従事している姿が垣間見えた。そこから見えてきた今後の課題において、最も注目すべき点としては、やはり外国人医療を支える制度であると考える。

大川は、移民の法的地位の問題を挙げている。外国籍者の法的地位は、日本政府による在留の「許可」であり、「資格」でしかない。したがって、在留管理の網の目から溢れてしまうと非正規滞在者となり、日本にいてはいけない人になってしまう。本来、権利として保障されるべき医療、福祉、社会保障が、管理システムである在留資格の有無や中身によって規定されることが第一の問題である（p.196-197）と述べている。

外国籍移住者が、異変を感じた際に一日も早く受診し、早い治療ができるための体制を整えることが重要である。大川が述べているように、医療費支払いを個人任せにせず、公的な支援を行うことで、移民を支援する市民団体と、医療機関、そして行政との協働が可能となり、感染予防に大きく寄与することが期待される。そして、移民の一部が排除されている医療・福祉・社会保障の権利が阻害されている現状を変えていくことが、新型コロナウイルス感染拡大が広がる中で、私たちが進むべき道のその第一歩であると考えられる。

今後、どのような時代であれ、どのような状況であれ、社会的に脆弱な立場の人々が、誰一人として取り残されることがないような持続可能な社会として機能していくように、私たち一人一人の意識を変えていくことが、これからの明るい未来をつくり上げていく一歩となるのではないかと考える。

しかし、現実問題として、外国人医療を支える制度が早急に改革されるとは考えにくい。もちろん、これまでに制度改革がなされ、外国人が暮らしやすくなった部分も多くある。しかし、十分とは言い難い。さらにこの新型コロナウイルスのようなパンデミック下では、外国人医療を支える法制度改革は益々、最優先事項とはならない。

では、どうしたらよいのだろうか。そこで注目すべきもう一つの点は、「ポストコロナの外国人医療をどうするのか？」ということではないであろうか。今、このような状況下で何ができるのか？　を考えることは重要である。さらに言えば、過去のこ

10　大川昭博（2021）第8章 セーフティーネットの穴をいかに埋めるか―いのちをつなぐ医療と協働。

11　前掲10と同じ。

とを考え批評しても始まらない。いま、そしてこれから何ができるのか？　を考えるのである。谷口恭氏[12]は、この問題について「英語ができる受付スタッフの重要性」を挙げている。上述してきたように、外国人医療を困難にしている理由は、さまざまある。さらにこの新型コロナウイルスのパンデミックである。この新型コロナウイルスのパンデミックにより、既存の問題がさらに浮き彫りとなった。難民問題を初め、多言語（稀少言語）、支払いが滞るリスク、医事紛争のリスク、宗教問題（ハラルなど）、など様々な問題が解決されないまま維持・進行している。谷口氏によれば、外国人が病院に電話をしても英語が通じない、長時間待たせるといった状況に対して「日本はどうなってるんだ！？」、当院ではこのような話を何度聞いたか分からない。「日本は先進国だと思っていた。電話で英語が通じない医療機関など先進国では考えられない」と言われたことも何度かあった、と述べている。たしかに英語のウェブサイトがあれば当然、外国人は電話も英語が通じると考えるであろう。おそらく、我々が海外に行く際も日本語のウェブサイトが充実していれば、当然、電話も日本語が通じると考える。では、どうすれば良いのか。簡単である。英語ができる受付スタッフを準備すれば良いのだ。谷口氏は、以下のように述べている。「看護師や、あるいは多くの場合、医師でさえも英語ができなくても問題はない。受付スタッフが英語を話し、看護師や医師との対話時に通訳を介せば外国人はストレスを感じることなく診療を受けられるのだ。つまり、"英語ができる受付スタッフ"の存在が日本の外国人医療の問題のほとんどを解決できるわけだ」。

　そういう意味では、外国語ができる医療スタッフを充実させることは、外国人の医療を救う最も迅速に対応できる方法の一つである。社会保障制度自体が変わり、外国人医療を充実させることが最も望ましくはあるが、それには時間とお金がかかる。まずはいま・ここからできることを考えた時、能力を持ったマンパワーの充実は意外と難しくないのではないであろうか。

　日本人同士でも話をしなければ思いは伝わらない。ましてや病状を説明したり、難しい状況を説明しようとすれば、当然、言語が通じるということは必要十分条件である。谷口氏が述べているように、「受付スタッフが電話も含めて英語で対応できない医療機関は、英語のウェブサイトをなくし、外国人の患者自身からの問い合せに応じなければいい。そして、英語を含めた外国語の対応は『他院から紹介された場合のみ』

12　谷口恭（2022）　ポストコロナの外国人医療をどうする？　日経メディカル（2022/6/6）

とし、その都度通訳を依頼すればいい。受付スタッフが英語を話さない医療機関の場合、『日本語ができない外国人は他院からの紹介状がある場合のみ受診できます。予約は医療機関からのみ受け付けます』という一文だけを英語でウェブサイトに書いておくのがいいのではないか」。

　まずは、いま・ここからできること、もしくはできないことを整理し、できることからやっていく。そして持っている能力を最大限に有効に活かせる仕組みをインフォーマルな組織から作っていくことが重要であり、一人も取りこぼさない医療を実現させる最も近道ではないかと考える。

　誰もが簡単に自分が欲しい情報にアクセスできる組織的ヘルスリテラシーの向上もまた求められている。

参考文献

認定 NPO 法人シェア＝国際保健協力市民の会 年次報告書 2020

新垣智子・瓜田裕子（地方独立行政法人りんくう総合医療センター）：新型コロナウイルス禍における外国人患者対応（2020 年 7 月 1 日公開）、新型コロナウイルス感染症に関する研修、日本看護協会、2020 年

　　　https://www.nurse.or.jp/nursing/practice/covid_19/document/pdf/treatmentforeigner_incovid.pdf、2020 年 3 月 1 日閲覧

　　　①　外国人患者受け入れにおける診療や入院、治療に伴う対応〜文化ギャップを超えた看護実践できるチカラ〜

　　　②　文化・宗教・医療制度の違い、分かりやすさに配慮すべきポイント〜外来受診対応編〜

　　　③　新型コロナウイルス禍における対応例

連帯と協働　アンダーコロナの移民たち 日本社会の脆弱性があらわれた場所　鈴木江理子（編著）明石書店

第３部
外国人へのパンデミックのインパクト

第10章

パンデミックが生む外国人医療介護労働者人権侵害の加速
——マイクロアグレッションとネガティブプロファイリングの衝撃

メルビン・A・ジェバー　ザルディ・C・コラード　山田健司

1　はじめに

　パンデミックは、世界のあらゆる地域の多くの医療従事者や介護労働者にとって好ましいものだとはいえない。感染拡大の影響だけではなく、言語や文化の違い、職場でのいじめ、仕事のストレス、愛する人と離れていることによる孤独感など、パンデミック以前からある外国人労働者問題に向き合わなければならなかった移住医療介護従事者にとっては、とくにそうであろう。

　パンデミックは、確実に国際間の労働者の移動を非常に困難なものにした。日本で行われた研究では、制度上で認定されたフィリピン人介護士が、パンデミック状況下において、仕事の過重化、ストレスの増加、精神的不安の強化といった経験を共有している[1]。

　一方、カナダでは、長期介護 (LTC) 施設の移民医療介助者が、パンデミックの間、社会的・経済的な排除つまりパンデミック以前よりも不利益を被る顕著な傾向が報告されており、このような経験は今でも継続しているという。彼らは、自分たちの仕事が過小評価されており、世間からは単なる「移民の仕事」と見下されていると考えている。移民医療介護労働者に限ったことではないが、Hennebry と KC による WHO の報告書では[2]、移民労働者が、移民先の邦人による明らかな対外国人恐怖症と人種差別を受けた経験についても言及している。もちろんこれらのレポートは、パンデミック以前と以降との比較研究によって明示されたものである。

　カナダ、イギリス、アメリカにおける COVID-19 によるフィリピン人移民医療従[3]

1　López, M. I., & Ohno, S. (2021). The Case of Japan. *The International Journal of Social Quality*, *11*(1–2), 262–288. https://doi.org/10.3167/ijsq.2021.11010216

2　Hennebry, J. & H. KC (2020). *Quarantined! Xenophobia and migrant workers during the COVID-19 pandemic*. International Organization for Migration (IOM). Geneva.

3　Tungohan, E. (2020). *Filipino healthcare workers during COVID-19 and the importance of race-Based analysis*. Broadbent Institute.

事者が、通常時とはあまりにかけ離れた職務上の「犠牲」を払っていることを示す研究もある。米国では、突出した数の移民フィリピン人看護師が、COVID-19 感染の深刻な重症患者を含む急性疾患の高齢者に対する長期ケアを行うセクションに配置されている[4,5]。このため、海外にいるフィリピン人看護師は、家族、とくに高齢の家族がいる場合は、COVID-19 に感染しないように他の看護師より一層神経を擦り減らす状況下におかれ続けている[6]。

さらに、医療従事者として、医療施設で COVID-19 に多くの時間と場所で曝露されることは、彼らに社会的スティグマ（烙印）を結果的に付与することに直結している (Singh & Subedi, 2020)。また、このスティグマについては、フィリピン人介護者がCOVID-19 に関連して、パンデミック以前から受けていた少数者に対する見下した態度や侮辱・差別的な対応（マイクロアグレッション）や人種による否定的プロファイリングをいわば追加的に経験していることとどのように関連しているのかを明らかにした報告もなされている[7]。マイクロアグレッションとは、差別行為・対応のみではなく、外国人を含む少数者への異端視や侮辱的な態度や視線、少数者に対峙することによって邦人間に生じるアライアンス（同盟のような機能）など広範な現象を指すため、本稿ではそのままこの言葉を使用する。

移住してきた医療従事者の社会的不利益を受ける状況を説明している既に公表された報告もあり、これを手掛かりに本稿では、日本在住のフィリピン人介護士の経験を題材に分析し、海外の諸報告との関係を概観していく。主に、日本人の高齢患者に介護を提供する際に、彼らが直面した課題について焦点を当て取り上げる。

このような課題は、必ずしもパンデミックの影響によってのみ惹起されたとはいえないが（実際報告された課題のいくつかは、パンデミック以前からすでに存在していた）、しかしここでは、これら過去にあった課題が、パンデミックによってどのように加速し変化したかにも焦点をあてて論じていくこととしたい（注6 (Nazareno et al.、2021) の視点から検証する）。

2 日本におけるフィリピン人介護士

介護士として日本で働くフィリピン人の入国は、日比経済連携協定によって可能になった（比上院外交・貿易通商委員会批准同意、2008 年）。この協定でうたわれているように、フィリピン人看護師は、3 年間の実務経験、日本での6か月間の技能・語学研修の受講、日本の看護師試験の合格などの就労要件規定に基づき、これらを満たすこと

ができれば、日本で働くことができる。介護
職の場合は、介護福祉士の資格取得が条件と
なる。

　日本で技能・語学研修を受け、日本の国家
試験に合格する必要があるが、2022年7月現
在、フィリピン政府は14回にわたり介護士を
派遣している。2022年7月に日本に到着した
人々には、合計213人の介護士が含まれてい
る[8]。2019年現在、合計2004人のフィリピ
ン人が介護士として働くことを目的に日本に
入国している（共同通信）。右表は、これまでの
日本へ派遣された介護士の派遣回次毎の派遣
者数である。

日本への介護者派遣数　※

派遣回次数	介護者数
1回次	168
2	30
3	70
4	75
6	148
8	277
10	273
11	149
12	289
13	225
14	213

※筆者作成（第5、7、9回次を除く）。
出典　フィリピン通信社、TESDA、DOLE、フィ
リピン官報、日本語センター財団、ABS-CBN
ニュース、Vilog 他（2020）。

3　研究方法

　本稿では、日本在住の2人のフィリピン人介護士が登場するが、実際には複数の詳
細なインタビューを基にした質的調査結果として集約された内容を含んだ記述となっ
ている。インタビューは、各自数時間に及び、ネット上のプラットフォームを通して

4　Nazareno, J., Yoshioka, E., Adia, A. C., Restar, A., Operario, D., & Choy, C. C. (2021). From
　imperialism to inpatient care: Work differences of Filipino and White registered nurses in the
　United States and implications for COVID‐19 through an intersectional lens. *Gender, Work
　& Organization*. https://doi.org/10.1111/gwao.12657

5　Nguyen, L. H., Drew, D. A., Graham, M. S., Joshi, A. D., Guo, C.‐G., Ma, W., Zhang, F.
　(2020). Risk of COVID‐19 among front‐line health‐care workers and the general
　community: A prospective cohort study. *The Lancet Public Health*. https://doi.org/10.1016/
　S2468-2667(20)30164-X

6　前掲4と同じ。

7　Cuellar, N. G., Aquino, E., Dawson, M. A., Garcia-Dia, M. J., Im, E.-O., Jurado, L.-F. M., Lee, Y.
　S., Littlejohn, S., Tom-Orme, L., & Toney, D. A. (2020). Culturally Congruent Health Care of
　COVID-19 in Minorities in the United States: A Clinical Practice Paper from the National
　Coalition of Ethnic Minority Nurse Associations. *Journal of Transcultural Nursing*, 31(5), 434–
　443. https://doi.org/10.1177/1043659620941578

8　Rocamora, J.A. (2022). 14th batch of Filipino caregivers, nurses arrive in Japan. *Philippine News
　Agency*. https://www.pna.gov.ph/articles/1179062

行われた。インタビューに答えてくれたのは、地元のフィリピン人コミュニティーのリーダーであり取りまとめ役を担っている人物を介して募集され、予備的調査を経た後に選抜された対象者達である。

　アンナ（仮名）は、高齢者向けのリハビリテーションセンターで働いている。一方のルビー（仮名）は、高齢者施設で働いている。多忙な仕事のため、インタビューは対象者たちの休日に行った。インタビューはフィリピン語（タガログ語とビサイア語）で行われた。面接対象者たちは皆、日本のカソリック教会を基盤とするフィリピン人コミュニティー組織のメンバーでもある。

4　面接結果の概要
　○フィリピン人介護士の経歴について

　フィリピンのダバオ市出身のアンナ（34歳）は、日比経済連携協定（JPEPA）を利用して、日本で介護士として働くことができるようになった。来日前に6か月間の日本語研修を受けた。また、文化研修や介護技術研修も受講している。日本で働く前は、政府の施設で4年間、正看護師として働いており、2人の子どもがいる。日本の介護福祉士の国家試験に合格していることもあり、家族の帯同を希望している。元看護師という職業柄、介護の仕事は目新しいものではないと感じている。彼女の主張では、看護の職歴と経験があるため、介護の仕事は比較的馴染みやすいという。

　一方、ルビー（35歳）は日本人と結婚している。フィリピン・ブトゥアン市出身の彼女は、貸金業の会社で働いていた。その間に、知人の紹介で知り合った日本人と交際し結婚。その後、本国での仕事を退職して、出稼ぎのために単身で来日する。一家の大黒柱である彼女は、フィリピンに残された家族を経済的に助けるため、日本で働く必要があったという。彼女にとって、フィリピンでの生活は過酷なものだった。昼は勉強、夜は仕事で家計を助ける、という方法で学業に励むしかなかった。

　アンナもルビーも、日本での就職を目指したのは、経済的な困難が原因だった。共通しているのは、「海外に行くことを後押ししたのは、経済的な困難そのものです」という言葉に象徴されている。他の回答者たちも異口同音に経済的苦境が来日の主たる要因であったと述べている。「介護の仕事であれば就労のチャンスはある。だから、介護の勉強をしたんです。来日当時、日本ではわりと介護士をたくさん雇っていました」。アンナとルビーは、パンデミック前に介護の仕事を始めた。とくにアンナは、フィリピンでの給与が低かったため、日本での雇用を目指して多数の斡旋事業者をと

おして求職し、現在の仕事を得ることができた。現在の日本の給与は、フィリピンで看護師として働いていたときよりもはるかに高額であり労働条件もよいという。これは日本の各種保険給付制度を含んでいる。「フィリピンで看護師として働くことだけでは、とくに家族を養うことは難しいのです」と背景を説明している。

○ **介護の仕事をどのように捉えてるか**

アンナとルビーにとって、介護に重要なことは、高齢の患者の身体的、精神的、心理的な健康ニーズに応えることだという。日々の介護の中には、食事を支援したり、入浴を介助したりすることはもとより、日常生活全般の行為行動が対象になるという。したがって介護をする者として、高齢者のさまざまなニーズに適切に対応する方法を知っておく必要があるが、それ以外にも基本的介護区分に含まれない生活部分や心理的な行為を多く含んでいるのである。アンナは例えとしてつぎのように話してくれた。「高齢者が要求することに応えないこともある。それは無視とは違う。実際に対応できないこともあるが、要求に応えることに疑問がある場合もある。でも全く逆に、何がなんでもその方の希望に応えなければならない、と強く思うこともある」とのべている。これらは、いわゆる「介護技術」とは違う領域で、介護士個人の価値観も関係しているともいう。

彼らによれば、介護の範囲は高齢者本人にとどまらない。それは広い意味において、介護の対象者の家族にも及ぶべきだと考えている。「私たちは家族のケアもします。家族会議も開いています。親の病状を伝えるんです」。このような感覚には、日本とフィリピン間にある家族観や日本の施設の特性そして現代家族の特性が関係しているように思われる。フィリピンは家族構成員数が日本より多く、親戚間の社会経済的依存度も高く、多人数の家族内で高齢者の介護を行うのが通常である。日本の特別養護老人ホームのような介護施設の存在自体がきわめて稀であり、仮にあったとしても入所に要する経済的余裕は期待できない。日本のそれとは相当に異なる介護事情がある。

ルビーによれば、介護は「転移」を必要とする仕事であるという。心理学でいう転移とは、親子など大切な人に関する感情や欲望、欲求を誰かに向けることを指す。彼女にとって、有能な介護士とは、自分の愛する人を大切にするように、患者の面倒をみることができる人である。「私が高齢者に接するとき、その方を私の家族のように扱います。まるで自分の家族の世話をしているかのように。高齢者をケアすること

は、私の心の一部なのです」と。

　これらの介護に対する価値観は、ホスピタリティーの高さとしてポジティブな方向に評価を誘導する一方で、その献身的にみえる態度は、必ずしも日本の同僚たちに同じように受け止められると考えるのは、楽観的であるかもしれない。事実先の研究においても、過度もしくは必要以上のケアという解釈が、とくに外国人介護士や看護師の場合に、邦人の同僚からのマイクロアグレッションやネガティブなプロファイリングの誘因になっている可能性が報告されている。

　パンデミックは、クライアント自身はもとより、医療や介護現場にとってもやっかいな問題を運んでくる決して歓迎されない事態である。つまり感染の危険が少ない状況下における献身的な親身な医療や介護という姿勢が周囲に与える心象評価は、パンデミック下という特殊な環境下、すなわち職場に係る人々の命の危険を伴うかもしれない状況下においては、以前と同様の介護の姿勢による、周囲からの評価が真逆になるほどに作用する可能性がある、ということを含んでいる。自分の家族と同じように親身に行う介護は、感染の可能性と正比例しているかのようであり、それはクライアントではなく、職場のクラスタに表徴される圧倒的なネガティブ因子として逆評価される可能性が高いのではないのか。本稿のインタビューは、カナダの先行研究が報告した外国人労働者に対するパンデミック下における評価と、同じ方向性を示していると推察できる。

　調査対象者はもれなく、感染に対するセルフケアの重要性を認識していた。実際アンナは、介護の仕事は自分自身のコントロールから始まるといっている。「他者の介護は、自分自身をいかに心身ともにケアするかにかかっていた。自分自身をケアできなければ、他人をケアすることはできません」。これらの発言は、パンデミック下においてより切実で熾烈な労働を医療介護労働者に強いた事実からも、一般論としてではなく容易に理解できるものである。多くの日本人看護師や介護士が離職していった現実をいま思い起こす必要があろう。

○移民介護労働者へのマイクロアグレッション誘因の構造

■社会的文化性　インタビューでは、普段の1日の過ごし方についても聞いている。まず早朝にそれぞれの施設に出勤するために早起きして出勤する。始業前にオリエンテーションに出席し、仕事の分担について話し合いをもつ。その後、高齢者の入浴介助からスタートする。「トイレ掃除の後、着替えを手伝い、寝たきりの患者を食堂に

運び、昼食をとる。患者さんの中には、食事をとるのに介助が必要な方もいる。その他、薬の投与、歯磨きの介助、居室での仮眠、リハビリ中の患者さんの介助、オムツ交換、必要時の慰安室への誘導などを行っています」。

　もうひとつの日常は仕事内容ではなく、介護の職場（社会）において常に直面する課題についてである。ルビーは、日本での仕事は厳格なものだと感じていて、勤勉であること、物事を軽視しないことが必要だという。日本はフィリピンでの仕事とは違い、働く感覚そのものに大きな差異を感じている。「フィリピンでは、疲れたら休めばいいんです。でも、日本では難しい。彼らは、わたしたちを見張っています。何をするにも監視される。まるでロボットのように働くことになる。本当に大変なんです」。「日本人はわたしたちを信用してくれていない」、という感覚が常にあると述べている。

　「文化が本当に違いますね。日本人はとても勤勉です。時間に関しても非常に厳しい。だから、仕事が休憩に入る寸前の時間まで本当に仕事がある。時には、しばらく座って休めないこともあります。フィリピンでは、仕事をするときは、自分のペースで仕事をすることができます。疲れたら少し休む。それができない。日本文化に慣れるのは自分自身なのですが、誤解を避けるために、相手と同調する必要があるのです。とくに言語に関しては」。

　■**日本語について**　そしてさらに困難な課題は、言葉の問題である。とくに就職して最初の数か月は、日本語で会話することが難しく、この問題は深刻だったという。また、業務レポートを日本語（漢字を含む）で書かなければならない。しかも手書きで書字しなければならないことも、外国人にとっては大きなストレスの原因となっていて「入居者さんの情報を日本語で記録しなければならないので、精神的にも疲れます。本当に頭が痛いです」という。

　この日本語記述、紙媒体への書字というスタイルは、日本人労働者においても実際には問題になっている。外国人でも日本人であっても、日本語で理路整然とクライアントの状況報告を書字することは簡単ではない。起承転結や助詞の的確な使用、漢字などの正確な記述のスキルアップはたやすいことではない。現場の管理職が、「日報をはじめ各種報告書は、日本語添削からはじめる」というのも、あながちジョークでは済まされない状況がある。外国人のワーカーにはなおさら、自分が伝達しなければ

9　前掲7と同じ。

ならない内容、伝えたいこと、考えや評価など一連の内容と紙媒体との間に生じる「摩擦」が、通常でも大きな障壁になっていることがベースにあり、これにパンデミックは、さらなる感染症から派生するあらゆる日本語スキルを短期間で現場に要求したことは、間違いないであろう。これは程度の差こそあれ、日本人介護士も同じ状況に置かれたはずである。

　言葉の壁と関連して、職場でのいじめの経験もあるという。アンナは、「最初は、とくに日本語を話すのに慣れていないこともあり、大変でした。ストレスを感じることは日常的でした。また、先輩の同僚が、英語が話せないことを理由に、いじめにあうこともよくあります。いろいろな思いが交錯します。たとえば、外国人介護士をいじめる日本人の同僚達がいて、彼らは互いに毎日顔を合わせている。一部の邦人介護士は、外国人のことを嫌っています。そしてもちろん、外国人介護士の仕事はより重労働になっていくのです」。

○パンデミックの影響と介護—エスカレートするネガティブなプロファイリング

■個人生活の制限　インタビュー対象たちが、その中で語った象徴的なイベントのひとつは、フィリピンにいる大切な人たちから遠く離れてしまっている、つまり国際間移動が困難になり、コンタクトの頻度や質が極端に低下することによるストレスだという。家族の健康状態を心配し、大切な人の面倒を見ることができないことに無力感を感じているのである。

　高齢のクライアントのケアを担当するため、彼ら自身が日常生活においてもウイルスに感染しないように細心の注意を払い、会社の方針として、友人と会ったり、親戚や友人の家を訪問したりすることは自粛せざるをえず、やむを得ず会う場合は、物理的な距離を置くように要請されている。自分たちの健康状態が、ケアを受けている人々の生命にも直結するという認識を持っていた。「施設内にウイルスを持ち込まないよう、体調管理には十分気をつけるように言われました。たとえ仕事中でなくとも、家で過ごしていても、友人と交わることはできません。レストランで食事ができない。身内のパーティーに参加することもできません」。

　さらに深く聞き込むと、外国人の生活スタイルへの日本的なマイナス評価（おそらく異文化への拒否的な反応や違和感など）が、さらに厳格な個人生活への制限と介入を招いた形跡がみられた。それらはたとえば、施設が恣意的に設けた私生活内の行動基準のようなもので、誰と・何時・何処で・何時間・何をしたか、といった個人情報の把握に

まで及んでいるケースが散見された。つまり、予め定めた一定のルールに抵触する恐れがある場合だけの申告ではなく、洗い浚いの報告を求めていることになる。

　■労働量の極端な増加　もう一つの課題は、パンデミック時に割り当てられた仕事に関する内容である。彼らは、明らかに「仕事量が倍増した」と主張している。「パンデミックになったとき、仕事の量が2倍以上になった」とほとんどの調査対象者が例外なく述べている。「また、パンデミックの期間中は、日常業務には感染予防のために通常時以上の時間がかかるようになり、これまで一度に何人もの高齢者を相手にして介護していたことができなくなったため、一層手間がかかるようになった」という。ルビーは現在11人の介護を担当しているが、パンデミック以前は一度にもっと多くの高齢者に対応することができたと報告している。

　「介護の仕事は、パンデミック前と違って、本当に時間のかかる作業に全部が一変してしまいました。以前は、同時に何人もケアをすることができました。同時に対応することで、その人に必要なケアも同時に行うことができたのですが、パンデミック以降は、感染を防ぐために、一人の患者さんだけにケアを提供しなければならず、とくに食事介助は、一人の対象者を他の患者さんに近づけることはできません」。これらインタビューからは、いわゆる日本の施設介護の特徴である「施設内集団的介護」が困難になった、と解釈できる。したがって、従来厚生労働省が定めた職員配置基準を、介護職員の休暇や休職のやり繰りなど労務上の困難性を低減する必要からも発生してきた「集団的介護による介護効率性のアップ」が、パンデミックによって発揮できなくなっている、という実情が透けて見える。

　彼らは、クライアントがシャワーを浴びるのを手伝う前に、まず自分の体温を測り、手をアルコールで消毒してから、介護するようになったし、フェイスマスクとフェイスシールドの着用も義務付けられている。最も苦労しているのは、医療用ガウンの着用で、これは不便だと感じているようだ。

　個人的にも仕事上でも、多くのストレスが生じている。パンデミックは、新旧のストレス源が融合し、不安を増大させ、彼らの状況を悪化させたといえるだろう。アンナは、最後に語っている。

　「まあ、これはパンデミックの影響なのでしょうね。それに、家族と離れていると、家族のことが心配になります。そしてもちろん、仕事から帰るととても疲れます。複雑な心境です。仕事で疲れて、心配で疲れ、自分の感情も疲れて。これらはまさに、海外からやってきた労働者が落ち込んだり、踏ん張ったりするときに同じように感じ

ていることでしょう。わたしたちは、これらに対処することができるはずですし、前向きになるしかないのです」。

この諦観のような感慨のような言葉は、とても示唆的でもある。なぜならどうして外国人労働者は「同じように感じている」のだろうか、という問いに対する答えとして、すでに一定の共通した要因が見い出せるからである。それは、つぎのように要約できる。

1）パンデミック以前から存在していたフィリピン人介護労働者に対する社会文化的マイクロアグレッションは、彼らの母国での家族観や家族内介護への価値観、それに日本語スキルの未熟さを日本人の同僚たちが、否定的もしくは拒否的に捉えていたことに起因していた。

2）パンデミック下に移行後は、上記1）を基盤とした外国人の介護スタイルが、感染症の抑制という命題に対して必ずしも沿ったものではなく、またライフスタイルにも同様な評価が与えられた。これらが相まって外国人（フィリピン人）の「民族性」に向けたネガティブプロファイリングが生じた可能性がある。

3）パンデミック以降の介護現場の労働量の増加や労働内容の大きな負荷は、外国人医療介護労働者に限った問題とはいえず、邦人労働者も同様に過酷な労働環境に移行したといえる。しかしながらそれでもカナダ・イギリス[10]においても報告されているように、外国人労働者への労働負荷がより熾烈を極める理由とは何か、という説明課題が生じる。これは、当該国における外国人労働者の社会的地位が総じて低位にあること、またいわゆるエッセンシャルワーカー職種の転職が容易ではないことが挙げられる。ただカナダ・イギリスは、日本に比べ外国人労働者はもとより移民の受け入れ実数は約5倍であり、対人口比ではそれ以上となり、移民受入れの経験値は日本よりも飛躍的に豊富なはずである。この問題について、日本との比較研究は未だみられない。

4）外国人に対するマイクロアグレッションも現存しているが、日本にはこれに加えて特有の事情がある。それは、今現在でも移民として外国人を受け入れることを拒みつづけ、さまざまな条件付きの短期労働ビザを発給してエッセンシャルワーカーなど比較的単純な労働従事者を受け入れていることである。これらの労働条件・環境は、職業選択の制限と離職の困難性に直結している。離職は、本国への帰国や送還につながり、本国家族の生活費の仕送りに支障をきたし、斡旋事業者等への借金返済が滞ることにより、自らの生活と本国家族生活の崩

壊をも意味するからである。邦人労働者よりもはるかに離職転職が困難な状況
下をパンデミックが格段に加速させたことは、間違いないだろう。

　以上のような出来事は、以前から存在していた外国人労働者の低い社会的地位や離
職転職の困難性の要因が、パンデミックによって演繹的にパワーアップし、離職転職
の途はより狭まり、負のプロファイリングは深まっている確度は高く、このような複
数のイベントが一連に連関していることを示唆している。

まとめ

　今回の調査から読み取れるように、パンデミックは、個人的また仕事に関連した
様々な課題や懸念に起因するストレスや不安をより鮮明に経験させることになったこ
とは確かである。介護者たちの経験は、ある意味で他のフィリピン人介護者の経験を
反映している。Carlos,et.al[11] の調査では、日本のフィリピン人介護者がパンデミック
時に経験した課題として、「仕事上の心配や不安、より忙しい勤務スケジュール、危
険手当の欠如、ウイルスに感染することへの恐怖」などが挙げられている。Asis and
Carandang[12] の研究では、フィリピン人を含む移住介護労働者の職場発ストレス要因
には、同僚との関係、言語の壁、ワークライフバランスの揺らぎなど極端な負の制約
があげられていた。

　ストレスや不安の経験は、移住介護労働者のパンデミックに関連した苦労とパンデ
ミックに関連しない苦労の両方に起因している。パンデミックに関連しない問題とし
ては、外国人労働者は文化や言語の違いに対処しなければならず、うまく対処できな
ければ、ストレスや不安を増大させる可能性がある。また、仕事に関連したストレス
の原因として、いじめなどに代表される日常的なハラスメントが挙げられる。要因は
2つに分類できるが、両者はコインの表裏であり、密接に関連している。

　また、親愛な人たちと離れていることも、精神的な負担になっている。これらの懸

10　前掲3と同じ。

11　Carlos, M. R. D., K. Navallo & Suzuki, Y. (2022). COVID-19 and foreign care workers in Japan:
　　Impacts on the labour market and the wellbeing of Filipino care workers. In Y. Tsujita (ed.).
　　International Migration and Career Development of Nurses and Care Workers: The Case of Asia,
　　BRC Report No. 31, 1–34. Bangkok Research Center, JETRO Bangkok/IDE-JETRO.

12　Asis, E., & Carandang, R.R. (2020. The plight of migrant care workers in Japan: A qualitative
　　study of their stressors on caregiving. *Journal of Migration and Health*, 1–2. https://doi.
　　org/10.1016/j.jmh.2020.100001.

念や課題はすべて、パンデミックのよる心配や恐怖によって、実際に大きく高まっていることは本稿のみならず多くの報告でも共通している。パンデミックによって、医療介護従事者は、自分が感染しないように健康を維持しなければならず、高齢の患者にウイルスを感染させてはならない、というプレッシャーをますます強く感じているようであった。また同時に、外国人介護士たちは、「自分が患者を感染させたら、いままでよりもっと職場で嫌われるかもしれない」と心配しているようであった。このような嫌悪感は、ウイルス感染者に対するスティグマによって引き起こされている。これは、Singh & Subedi[13] の著作で述べられているのと同じ経験である。医療従事者のいじめ体験は、職場におけるマイクロアグレッションの現れであり[14]、日本でもフィリピン人介護士はとくにパンデミック下では、しばしばマイクロアグレッションの犠牲になっている。

　以上のように、①介護の職場から発するストレス因子、②元来移住労働者に対して恒常的に行われてきた文化的言語的な不合理によるストレス因子、そして③これら因子を基盤とした不安因子に分類され得る。これらの、それぞれが外国人労働者達に負の影響を及ぼしてた。そしてこれら全ての因子は、パンデミックによりその度合いを負の方向に増していただけではなく、マイクロアグレッションやネガティブプロファイリングといういわば触媒によって、多くの因子は外国人労働者の人権を侵す方向に形を変えて進化し、あたかも毒性を強めたかのようなインパクトを与えるようになっていた。起因の異なるこれらの因子は、仮にそれぞれが独立的に個人に相関し人権侵害の衝撃を与えているとしても、つまり職場ストレス、マイクロアグレッション等によるストレス、当事者が覚える不安などを生じさせる因子間に相互関連が析出できなかったとしても、人権侵害の要因は生身の個人の中で不可分に融合され衝撃を与える、という事実は変わらない。

　さらにまた、カナダやイギリスでの先行研究[15,16] (Tungohan, 2020) (Cuellar et al.、2020) においてパンデミック下の外国人看護士・介護士が受けいている影響と本稿の結果が相当に共通していることは、示唆的である。それは、移民の受け入れ大国である両国

13　Singh, R., & Subedi, M. (2020). COVID–19 and Stigma: Social discrimination towards frontline healthcare providers and COVID–19 recovered patients in Nepal. *Asian Journal of Psychiatry*, 102222. https://doi.org/10.1016/j.ajp.2020.102222

14　前掲7と同じ。

15　前掲3と同じ。

16　前掲7と同じ。

と日本には政策的な大差が存在していること、また多文化な英語圏においては、コミュニケーションの障壁が日本ほど高くなりにくいこと等の違いがあっても、なお共通性を示す要因は何か、という問いを想起させるからである。

＊　　＊　　＊

　結果的にパンデミックは、外国人労働者（本稿ではフィリピン人介護労働者）に対するマイクロアグレッションとネガティブプロファイリングを相当に増幅させ、労働を熾烈に強化しつつ、彼らをその職場に今まで以上につよく束縛する方向に作用しているといえる。

　そして社会的には、感染症という疾病が他者との接触機会を制限するという医療的な要請とは別に、外国人労働者を社会的に孤立化させ、彼らの非社会化を促進している、この収斂にこそ着目しなければならないのである。

引用・参考文献

Jain, V., & Yuan, J. - M. (2020). Predictive symptoms and comorbidities for severe COVID - 19 and intensive care unit admission: A systematic review and meta - analysis. *International Journal of Public Health, 65*(5), 533–546. 10.1007/s00038-020-01390-7

Senate Economic Planning Office (2007). *Japan-Philippines Economic Partnership Agreement (JPEPA): An Assessment*. Policy Brief, PB-07-01. Senate of the Philippines.

Vilog, R. B. T., Arroyo, M K. H. D. and Raquinio, T. G. G. (2020). Empowerment issues in Japan's care industry: Narratives of Filipino nurses and care workers under the Economic Partnership Agreement (EPA) labour scheme. *International Journal of Asia Pacific Studies, 16*(1), 39–69, https://doi.org/10.21315/ ijaps2020.16.1.2

第11章

パンデミックの高齢女性移民生活基盤への影響
──コミュニティ形成する教会へのインパクトの事例研究

ジョハンナ・ズルエタ

1　はじめに──日本における高齢移民と現状

　日本の少子高齢化が、急速に進んでいる。これによって生じる多様な問題に対応するため、日本政府は様々な法律を制定施行し、諸制度を実施して複雑な課題にあたっている。人口の高齢化は、先進国の共通問題ともいわれ、この現象を解決するための方策として「移民」を受け入れる政策を多くの国が行っている。日本は「移民政策」を実施していないが、近年では外国人労働者を、滞在の長期化を前提としない短期間の循環型労働者として、主にアジア諸国から労働力補填のために受け入れている。高齢化問題への対応は、政府だけでなく民間企業においてもすでに相当取り組まれている。たとえば、東南アジアとくにフィリピン、インドネシア、ベトナムからケアーワーカーや看護師が経済連携協定によって派遣されてきている。

　しかし、ホスト社会における外国人・外国人労働者の多くはその滞在が長期化し、当初は予想していなかった新たな生活を送りはじめている。さらに、日本国民と同じように、彼らの高齢化もまた顕著になってきているのである。いまではそのほとんどが、日本人と結婚し、長年にわたって日本に住んで、自分の家族をもっている。

　本稿は、日本に在住する高齢移民、とくにフィリピン人女性を対象とする。現在、日本に滞在するフィリピン人の人口は、外国人としては4番目に大きい。その半分以上が女性である。

　フィリピンから日本への人口移動は第二次世界大戦以前からみられたが、多数が来日したのは、1970年代後半から80年代前半の期間である。この時期は、東南アジア（タイとフィリピン）から興行ビザを申請した女性たちがやってきた。数年後、これらの女性が日本人と結婚し、子どももでき、日本に長年住むことになった。一定のコーホートを形成している。これらの女性たちが、現在60代後半から70代になり、子どもたちも大人になっている。現在日本在住のフィリピン人は、50代前半までの女性が中心である。50代以降のフィリピン人女性は、3万2527人であり、その中の

5割は50歳から59歳である。本研究では、高齢化・加齢の年齢を、50代からに設定する。それは、この年代の人々から様々なライフ・コースの変更が行われ、リタイヤや健康の悩みやなどが顕在化しているからである。

本稿では、農村地域に住む高齢のフィリピン人女性を調査対象とする。取り上げた農村地域とは、東北地方の複数の県域である。加齢移民としての経験をとおし、社会生活での権利擁護や自己実現の促進つまりソーシャルウェルビーイングとの関係性を考察する。さらに、パンデミック下における加齢移民のソーシャルウェルビーイングに関して踏み込んでいこうと思う。

最初に、これらの高齢移民について、エイジング（加齢）移民に関する研究の文脈から彼女らの現状を検討する。第2に、農村地域に住んでいるフィリピン人女性をとりあげ、第3に、1人の女性の事例（ケース）を取り上げ、伝記的方法（biographical method）を用いて分析し、ソーシャルウェルビーイングと高齢化について検討する。最後に、以上の分析を基礎にコロナ禍において高齢移民が何を経験したのか、その実態と意味について考察する。

2　研究方法

本稿は、「農村地域における加齢女性移民とソーシャルウェルビーイング」という研究プロジェクトのもとに書かれている。現地調査とインタビューは2021年10月下旬から始め、調査を現在継続している。全てのインタビューは semi-structured であり、英語とタガログ語を使用した。また、新潟県長岡市にある長岡カトリック教会と山形県舟形町にある新庄教会を訪問し、教会に通っているフィリピン女性たちにオーラルインタビューしている。また、それぞれの教会の担当の神父にも併せてインタビューし、女性たちのバックグラウンドを加えることで実態を多角的にとらえた。

この研究が、50代からの女性を対象とするのは、一般に50代は「加齢、高齢化する」というライフ・イベントと示唆すること、さらに高畑の研究によると、対象とした名古屋在住の40代後半と50代前半のフィリピン女性らは、自らを「もう高齢になった」と述べていて、少なくとも対照群は自分たちのコーホートを年齢的に高齢化の初期に位置付けている[2]。また、これらの女性の「加齢の経験」を考察するために、

1　高畑幸（2008）在日フィリピン人と加齢―名古屋の高齢者グループの手がかりとして―。『国際開発研究フォーラム』37、59-75頁。

2　前掲1と同じ。

「暦年齢」を使用する。これは単純に「加齢の経験」や「加齢への意識」が身体的な意味だけでなく、様々な環境因子のなかで（ライフ・コース、ホスト社会の長年の在住等）、出生後の経年的な年齢を「加齢」の基準とするからである。

3　加齢する（エイジング）移民

　エイジング（加齢）は、生物的なプロセスであり、かつ社会学的な現象でもあるが、ここでは、社会的なプロセスと社会学的な現象として、エイジングという概念を取り上げる。エイジングは社会的な基本概念であり、社会的に構築される。エイジングは、「ミッドライフから、加齢が不可避なことを意識すること」[3]。様々な社会や文化は、年齢によって年齢に合う社会的役割が決められている。例えば、ある人が特定の行為をする場合、「若すぎる」または「年をとり過ぎている」といわれることは珍しくない[4]。これにより、何が「若すぎる」と何が「年をとり過ぎている」という評価のどちらも、文化的にも社会的に所属する環境によって大きく異なってくる。つまり、エイジング（加齢）の経験は、その当該者が所属する文化・社会によって相当に差異が生じる、ということになる。

　日本在住のフィリピン人移民の事例を見れば、高畑が研究した名古屋にいるフィリピン人のケースは興味深い[5]。高畑の調査の結果によると、40代後半で、自らを「もう若くはない」と思っている。また、この女性たちは、年上の日本人男性と結婚したので、通常フィリピンで「引退」年齢に入ったはずなのに、それが延期状態になっていると感じていた。その理由の例として、配偶者が病気になればその介護をするために、あるいは配偶者からフィリピンへ帰る許可をもらえない場合などには、彼女らがフィリピンで「引退」するのが困難になる、つまり隠居生活が遠のくのである。彼女たちは、年金受給資格を得るための在留期間が十分長くはないので、生活保護を受給している女性たちもいる[6]。

　一方で、移民のエイジングに関する研究では、ジェンダーの重要性を見逃すべきではない。日本における移民の実態的なプロセスの中には、ジェンダーが絡み合い、男女間において（LGBTグループも含め）、エイジングに対する意識の明らかな違いが存在している。それゆえ、ジェンダー役割についての視点を加味しつつ、分析を進めていくこととする。

　在日フィリピン人女性にとって、永住権を持つことは、選挙権以外、日本国籍を持っている人々とほとんど同じ権利を持つことになる。永住権を持つと配偶者ビザか

ら解放され、いわゆる依存的な婚姻者という社会的身分から個人が権利主体として保障される在留権をもつことになる。たとえば、配偶者ビザの場合、離婚すると在留資格が不安定化する問題が生じる場合が少なくない。永住権を持つことは、社会参加とホスト社会への帰属意識が高まる可能性があり、日本国籍に帰化した女性たちもいる。その理由としては、彼女らがすでにパスポートの更新を重ね長年日本に住んでいること、またフィリピン大使館に行くのが不便（とくに、地方に在住者の場合）、子供たちが日本国籍を取得しているなどの理由があげられる。

4　農村地域に居住するフィリピン人女性

　1980 年代以降、主に中国、韓国、フィリピン、ベトナムからの女性が来日し、日本人男性と結婚するようになった。農村地域の嫁不足を解決するために、1985 年から始まったいわゆる「ムラの国際結婚」により、東アジアと東南アジア諸国からの女性たちが来日した。この「ムラの国際結婚」がきっかけで、日本の国際結婚が増加した[7]。山形県と秋田県は、1980 年代初頭にフィリピン人を含む外国人花嫁を受け入れた最初の都道府県である。

　過疎化した農村地域におけるフィリピン人の花嫁の存在は、日本のマスメディアで注目された[8]。数人のフィリピン人結婚移民の物語は、日本の社会的性別役割に身を委ねていく女性たちの姿に、一定の共通パターンを見出している[9,10]。Faire は、農村地域でのフィリピン人移民に関する広範な調査を通じ、フィリピン人コミュニティからの

3　Lulle, A. and　King. R (2016). *Ageing, Gender, and Labour Migration*. New York: Palgrave Macmillan.

4　Morgan, L. A. and Kunkel. S. R. (2016). *Aging, Society, and the Life Course (5th edition)*. New York: Springer Publishing Company.

5　前掲 1 と同じ。

6　前掲 1 と同じ。

7　李善姫（2012）ジェンダーと多文化の狭間で―東北農村の結婚移民女性をめぐる諸問題―。『GEMC Journal』7、88-103頁。カトリック新庄教会のウェブページ、http://www.catholic-yamagata.com/shinjo-church/

8　Suzuki, N. (2000). Women Imagined, Women Imaging: Re/presentations of Filipinas in Japan since the 1980s. *U.S.-Japan Women's Journal English Supplement 19*, 142-75.

9　Suzuki, N. (2003). TRANSGRESSING "VICTIMS" Reading Narratives of "Filipina Brides" in Japan. *Critical Asian Studies*, 399-420.

10　Faier, L.(2009). *Intimate Encounters: Filipina, Women　and the Remaking of Rural Japan*. Berkeley: University of Calfornia Press.

「逸脱」について、日本にいるフィリピン人エンターテイナーに焦点を当てた悲劇的な実話を紹介している。しかしこの言説は、外国人エンターテイナーの生活の中で、他の外国人と同じく機能する性別、人種、国籍など見えない制度化された抑圧の構造だけを明示するものではなく、エンターテイナーという職種の特殊性が混在しているといえる。[11]

5　ソーシャルウェルビーイングと加齢移民

　ソーシャルウェルビーイングに関する一般的な見方は、経済的・社会的・環境面など、統計的に観察可能な事実を利用した客観的な測定値を使用し、人の生活状況として説明されるものといえる。[12]もう1つの側面は、その主観的な性質：感情、実際の経験、その他の測定により当事者がどう感じているかというウェルビーイングの評価である。[13]ただソーシャルウェルビーイングの部分的な領域には、主観的な指標（健康、快適さ、美徳、富）など感情的判断や認知的判断が一部含まれる。また、諸々の調査結果は、貧しい国々と不平等なジェンダーによる権利差がある国々において、より大きなソーシャルウェルビーイングのギャップを男女間に見出している。[14]さらに、結婚もまた同様にギャップを促進するジェンダー要因として報告されている。[15]

　ソーシャルウェルビーイングに関するジェンダー的因子の存在については、女性と比べて、男性のソーシャルウェルビーイングが有意に高いことを示しているものもあり、統一性が希薄な未整理の所見がある。[16]Balz and Tay は、全般的なソーシャルウェルビーイングにおけるジェンダー的要因の存在を強調する。これは、構造的要因（教育、経済、政治、社会的資源、機会、および男女間の権力構造へのアクセス）、社会文化的要因（男性と女性の社会期待と規範の違い）、および生物学的な違い（身体的および心理的違い）である。

　一方、フィリピン人移民女性が直面する社会文化的課題の影響に関する文献は少なく、これは一般的に、言語の壁、精神的苦痛、違法な居住、日本社会の不寛容、経済的地位の低さ、不十分な医療などが研究の障壁になっているという。[17,18]質的にソーシャルウェルビーイングを扱う研究では、Diener のソーシャルウェルビーイングの評価[19]内容が示されている。ここでは、人生の満足感は、5つの構成要素は密接に関連しているにもかかわらず、別々に理解する必要があると主張されている。同じ研究では、ソーシャルウェルビーイングは時間の経過とともに安定する傾向があり、また個人の性格特性に強く関連しているという主張もある (Paillard-Borg and Hallberg 2018)。さら

に、健康とソーシャルウェルビーイングは相互に影響し合う可能性があり、健康がより大きな人生の満足感と関連する傾向がある。また楽観主義と前向きな感情は、健康をさらに高めることができるという[20]。

　低スキルの女性移民の労働面における人権侵害については、今日まで何度も懸念が顕在化している[21]。日本におけるフィリピン人女性移民労働者のソーシャルウェルビーイングに関する研究はほとんどないが、40 ～ 45 歳の 3 人を調査対象者にした小さなデータセットに基づいて、彼女ら自身が捉えたソーシャルウェルビーイングと女性移民の適応能力への影響を明らかにした研究がある[22]。女性参加者のためにこの適応を推進した 4 つの主要なテーマとして、コミュニケーション（言語とテクノロジー）、サポートネットワーク（家族と教会）、信仰（夢と希望と宗教）、そして女性や母親としての自己自立感覚を提起している。分析過程では、言語能力と自己自立感覚の解析をとおして、結果的に生活の中でサポートネットワークを見出すフィリピン人女性のタフな対処メカニズムを合理的に説明している。

11　Tyner, A. J. (2010). Constructions of Filipina Migrant Entertainers. *Gender, Place & Culture*, 77-94.

12　McGillivray, M. (2007). Human well-being: Issues, concepts and measures. In *Human well-being: Concept and measurement* (pp. 2-4). Basingstoke, UK: Palgrave MacMillan.

13　Paillard-Borg, S., & Hallberg, D. (2018). The Other Side of the Mirror: An Analytic Journalistic Approach to the Subjective Well-Being of Filipino Women Migrant Workers in Japan. *SAGE Open*, 1-10.

14　Graham, C., & Chattopadhayay, S. (2013). Gender and Well-Being around the World. *Global Economy and Development at Brookings*, 16.

15　前掲14と同じ。

16　Baltz, C., and Tay, L. (2018). Gender Differences in Subjective Well-Being: Comparing Societies with Respect to Gender Equality. *Social Indicators Research 85(2)*, 329-349.

17　Parreñas, R. (2010). Homeward bound: the circular migration of entertainers between Japan and the Philippines. *Global Networks* , 301-323.

18　Cheng, C., & Choo, H. Y. (2015). Women's migration for domestic work and cross-border marriage in East and Southeast Asia: Reproducing domesticity, contesting citizenshi. *Sociology Compass*, 654- 667.

19　Diener, E., Suh, E. M., & Lucas, R. E. (1999). Subjective well-being: Three decades of progress. *Psychological Bulletin 125*, 276-302.

20　Diener, E., & Chan, M. Y. (2011). Happy people live together: Subjective well-being contributes to health and longevity. *Applied Psyhcology: Health and Well-Being, 3*, 1-43.

21　Country Migration Report: The Philippines 2013. (2013). *International Organization for Migration (IOM)*. https://publications.iom.int/books/country-migration-report-philippines-2013

22　http://www.catholic-yamagata.com/shinjo-church/

6　コロナ禍と移民

○農村花嫁のジュナさん

　ここでは、山形県の農村部に住むフィリピン人女性に焦点を当てる。山形県は1980年代に外国人の花嫁を受け入れた初期の県の1つであり、そのほとんどはフィリピンから来ている。ここで出会ったフィリピン人女性のほとんどは、25年以上山形県に住んでいる。2021年10月末に山形県舟形町の新庄カトリック教会を訪れたとき、県内のフィリピン人女性と知り合いになった。これらの女性たちは山形県の各地から集参しており、新庄教会で毎週日曜日ミサに参加している。ミサの後は、交流時間もある。新庄カトリック教会は、移民とくにフィリピン人のためにできた教会である[22]。しかし現在は、パンデミックのために、ほとんどの女性たちは教会に行くことをやめている。

　筆者が知り合った女性たちの中には会社員もいれば工場で働いている人、英語教師もいる。感染が拡大した初期には対面のミサは中止されたが、2021年の半ばごろに再開された。しかしパンデミック以前よりも、ミサに参加する人は少なくなっている。ここでは、この中のある女性を取り上げ、パンデミックが彼女の人生にどのように影響を与えたのかを掘り下げる。

　ジュナ（仮名）は1962年にフィリピン北部のバギオ市で生まれた。彼女の家庭は裕福ではなく、フィリピン社会の下位階級の一部であるといった。父親は大工であり、母親は主婦だった。それでも彼女はワーキングスチューデントとして進学し、バギオ市の大学を卒業した。その後マニラ首都圏で数年間働いていた。

　彼女が24歳のとき、日本人と結婚している。もともと日本人男性との結婚を望んでおり、日本の結婚相談所に申し込んでいた。当時、日本の農村部では嫁不足が深刻で、この解決のために、東南アジア諸国（フィリピン、タイ、ベトナムなど）で花嫁を探すプロジェクトが立ち上がっていたのである。日本の農村部の地方自治体と東南アジア諸国にある自治体の協力を得て、東南アジア女性を日本の農村部の男性に紹介する企画であった。彼女は事前に申請書を出し、2人の日本人男性が紹介された。一人はエンジニアで、もう一人は農業従事者だった。彼女によると、エンジニアは頭が良く収入も高かったが、性格が合わなかったので、優しい後者を選んだという。2人は、結婚式をバギオ市と新庄市であげた。その当時ジュナは26歳、夫は35歳だった。1989年10月に来日し、大蔵村に定住し始めた。

　ジュナは当初、電子機器工場で働いていたが、1990年代後半の経済危機で解雇さ

れる。その後彼女は、英語の先生として働き始めた。数年後には自分の英語学校を開くことができた。この頃彼女は、日本人になることを決心し、帰化している。帰化する主な理由は、家族のために日本に長く滞在することだったという。

2020年3月に新型コロナウィルス感染症が日本に拡大し始めたとき、多くの人々がネガティブな影響を受け始めた。とくに、一時的または完全に解雇された外国人労働者たちは厳しい状況におかれた。地方企業にとって、コロナ禍の影響は収益の低下だけではなく、存続することすらも困難になっていった。

山形県での感染初期の症例は、大蔵村の特別養護老人ホームで発生している。ジュナ自身は、コロナ禍の初期に、3か月の間クラスを開催しなかった。そのために、彼女のビジネスは影響を受けたが、政府からは住民補助金（10万円）や事業継続補助金を得たという。筆者が2021年11月にジュナと話したとき、山形県のコロナの感染者は、ゼロだったが現在は第7波にみまわれ、累計は7万8千人（8月27日現在）である。

○コミュニティネットワークと教会

新潟県長岡市に居住するエレナと秋田県横手市に住んでいるサラのインタビューを紹介する（両者とも仮名）。2022年5月に長岡市でエレナ（70代）にインタビューした。現在永住権をもつエレナは、1976年にプロ歌手として来日し、新潟のホテル歌手として就労し、現在の夫と出会った。パンデミックの時に、感染予防に気を遣い外出は月2回のみだった。外出は、生活必需品を購入するために、スーパーに行くことだった。エレナがもっとも心配したのは、夫の感染だったが、幸いに現時点では未感染であるという。1人娘はアメリカ在住で、パンデミックの2年間は日本に帰国できず、コンタクトが困難で大変だったという。彼女は敬虔なカトリック信者であり、カトリック長岡教会に頻繁に通っていた。しかし、新型コロナウィルスが拡大してミサは中止になり、2021年に10月だけ再開した。

2022年6月カトリック秋田教会で、サラに知り合った。横手市民であり、パンデミックの前にカトリック横手教会に通っていた。彼女は日本人の夫と一緒に2019年にフィリピンに行き、2020年の半ばごろに日本に帰国困難状態に陥り、フィリピンの滞在を延長した。その後、秋田に戻りカトリック秋田教会に通っている。サラさんと夫はワクチンを接種していない。「日本の医療制度が進んでいるので、心配していない」という。自分は真面目なカトリック信者であり、神様の守護を信じていると付け加えた。

新型コロナウィルスのパンデミックが地方でも人々の日常生活に影響を及ぼしたことは否定できない。在日外国人にとって、彼女らを雇用する中小企業は脆弱化し、日常生活も同様の状態になった。パンデミックによってソーシャルウェルビーイングもまた大きな影響を受けていることになる。外出制限は、日常生活を変え、渡航制限が生じ、母国への帰省や家族の集参も困難になっている。これらの制約は、外国人移民にとっては、日本人よりさらに強いインパクトがあるといえる。日本への移民の中でもとくにアジア諸国出身者は、家族や親戚間の関係性が親密であることはよく知られている。一時的出稼ぎ労働であれ永住者であれ、母国の家族への送金が重要なミッションであることに変わりがないことは、この関係性の一端を物語っている。

　とくにフィリピン人たちにとって、カトリックの信仰と教会は人生の中心に位置している。これは母国において出生時以来の最重要なイベントであり、多くの国民にとって盤石な共通基盤となっている。それが故に、母国の出身地が異なっている場合でも、異国である日本において「教会」は、共通の価値観を共有する人々のハブの役割を発揮し、時にはさまざまな偏見や差別、人権侵害を受けやすい立場にある同胞の結節点として機能しているのである。彼ら移民にとって教会は、厳しい生活を支えるコミュニティ参加と形成のためのコアシステムとなっている。

　パンデミックは、このコアシステムへのアクセスを相当に阻害することで、彼らのソーシャルウェルビーイングに大きな負の影響を及ぼしている。ソーシャルウェルビーイングが、サポートネットワークと信仰によって形成されており、[23]日本のカトリック教会はこのサポートネットワークを実現できる信仰の場所として機能している。東北地方で活動しているフィリピン人神父は「移民の宗教と信仰は、精神的なウェルビーイングに重要です。だがより大事ものは、教会で作られるコミュニティなのです。これらのフィリピン人女性は来日してからもカトリック教会に通い、同じフィリピン人移民と交流することが多い。この教会で作られたコミュニティやそこから生じた助け合い支え合いは、とてもよく彼らの生活に実際に作用しています。だからとても大切なのです」と述べている。移民にとってサポートネットワークは、異国でのソーシャルウェルビーイングの可否を握っているといえるだろう。このことが、パンデミックによって反射的に明らかになったといえよう。

　新型コロナウィルス感染症の拡大は、カトリック信者の移民たちのミサ出席を阻み、信仰生活にも影響を及ぼした。現在、対面のミサは再開されても（2022年2月から4月半ばまでオミクロン株の拡大で、カトリック新庄教会のミサは中止だったが）、コロナ前の

信者数には戻っていない。いまも教会祭や様々な活動も中止されている。

　教会は、信仰の場である。その場は、地理的に存在していて毎週日曜日に赴き祈るという静的な場であるとともに、本国においては、そこに集う人々の個人的社会的職業的生活に係る互助、斡旋、調整、組織化などを司るネットワークのハブ機能をもっている。いわば生活に直接的に介入するきわめて動的な組織体であるといってよい。

　これに加えて本国では、バランガイという名称の最小の行政区があり、同様の機能を保有している。教会教区域は、いくつものバランガイを含んでいるほど広域であるため、公的サービスとしての特性はあるもののバランガイの情報収集や住民密着型のサービス機能は、住民生活に直結して相当に詳細にわたって機能しており、バランガイキャプテンと呼ばれる区長の権限は大きい。

　もちろん海外ではこれに相当する機能を果たしている行政区は多くない。仮に存在したとしても、異国において不利益を被りやすい外国人が、本国同様の便益を得られるとは考えにくい。日本も同様である。したがって結果的に、教会への期待役割はより大きく強いものにならざるを得ず、残るただ一つの要であるとも換言できる。パンデミックは、このように位置づいている教会の役割機能を劇的に低減もしくは消失させたのである。

7　おわりに

　本稿では、農村部の加齢フィリピン人女性移民のソーシャルウェルビーイングとコロナ禍の関係に関して述べた。また、宗教とソーシャルウェルビーイングの関係も考察した。カトリック信者にとって、教会に行くことは、精神的な意味だけでなく、コミュニティを形成することも重要である。コミュニティの有無はソーシャルウェルビーイングにも深く関わっている。

　これらの女性の在留資格とコロナ禍の経験に関しても今後分析の必要がある。筆者が知り合った女性たちの何人かは日本国籍に帰化し、他の女性たちは永住権を所有していた。彼女らは「労働ビザ」で在留する外国人労働者と異なる経験があると考えられる。また、調査はカトリック教会で行ったため、教会に行ってない女性たちは対象にならなかった。今後の課題として、その女性たちの話や経験にも調査研究の目を向けていく必要があろう。

23　前掲13と同じ。

第12章

COVID-19 パンデミック時の離婚と結婚
―― 日本における結婚移住者へのインパクトと意味

メルビン・A・ジェバー　山田健司

1　はじめに

　日本では、いわゆる「コロナ離婚」の増加の内実的根拠がある。アムネスティ・インターナショナルによれば、このような離婚の増加は、日本における家庭内暴力の深刻化に起因するものであるとしている。ライアル[2]は、2020年4月に発表したニュース記事の中で、2020年前半に「コロナ離婚」という言葉が、ソーシャルメディアに広く流布されたことを紹介した。外出制限により、夫婦は家にいることを余儀なくされ、そのために夫婦のみで時間を過ごす機会も増加した。だが一方で、このような機会をプラスに生かせなかった夫婦もいる。互いの関係を維持するどころか、要求の多い夫に不満を持ち、パンデミックによる行動制限の結果、夫とほとんどの時間一緒にいることに、既にうんざりしている日本人妻もいるという。

　あるSNSのインフルエンサーは、コロナ離婚のケースが増加していることについて、パンデミックは多くのストレスを引き起こしていると指摘し、別のツイッターは、児童虐待、家庭内暴力、そしてコロナ離婚が増加しているとの投稿が増加し、事実この種の話題は非常に多くのユーザーがリツイートしている。このアカウント所有者は、パンデミックによる精神的・肉体的な健康への悪影響が原因であるとも述べている。

　小村と小川[3]によって行われた、日本における結婚と離婚の傾向を調べた実証研究がある。その結果、パンデミックによる国家非常事態宣言によって、日本では結婚と離婚の件数がともに減少したことが明らかになった。

　離婚件数の減少は、2つの理由に起因すると著者らは推察している。ひとつは、政府による申請受付け業務の延期により、離婚申請がストップしたことである。パンデミック時には、小村・小川が観察したように、DVが蔓延していた。このことは、離婚をしたくてもできない夫婦が、より多く存在したことを示唆している。もう一つは、離婚に至らない不一致のあるカップルの継続的存在の可能性である。

小村・小川[4]の研究は、国際結婚における夫婦分離ではなく、日本の一般的な離婚データを対象としている。したがって、一般的夫婦の離婚の要因とは別に、文化の違いが夫婦間の不和や葛藤の引き金となっている可能性があるため、異文化間結婚や国際結婚のカップルの結婚や離婚に関するデータも検証する価値があると思われる。このようなタイプの結婚をするカップルは、異なる文化的慣習、価値観、伝統、信条と折り合いをつけなければならない。Licos et al.（2006）は、日本人の夫と結婚したフィリピン人女性について、言語とコミュニケーション、家族との関係、孤独とホームシック、価値観と習慣の違い、医療サービス関連問題、健康状態、経済問題、寒さ、差別、育児などを結婚生活の調整を困難にしうるカテゴリーとして挙げている。この考えは、結婚移民者がパンデミック時に文化的なニュアンスの異なる夫婦間の問題にどのように対処しなければならないかについて、重要な懸念を抱かせるものである。

パンデミック時の夫婦関係の質について調べた先行研究がある。Covid-19 パンデミック時の夫婦間の苦痛と満足度に関する研究では、配偶者の無反応無関心の結果、夫婦間の対立がエスカレートする傾向があり、夫婦間の苦痛と不満につながることがわかった。この研究は、夫婦が危険にさらされているため、コミュニケーション、葛藤の管理、感情の調節を改善するための夫婦カウンセリング支援が必要であると結論付けている。[5]

Işık and Kaya[6]の研究も同様に、COVID-19 のロックダウンはストレスレベルの上昇と夫婦間のサポートの減少をもたらしたという観察結果を示している。彼らによると、このような影響は、夫婦間相互の不満につながる可能性がある。

Kim and Zulueta[7]の研究では、日本の家族がパンデミックによって、経済的不安や

1　チョン、S.（2020）. The rise of 'corona divorce' amid Japanese's domestic violence shadow pandemic. https://www.amnesty.org/en/latest/news/2020/08/the-rise-of-corona-divorce-amid- japans-domestic-violence-shadow-pandemic/

2　Ryall, J.（27 Apr 2020）. Corona divorce' trends in Japan as couples in lockdown grow to each other. South China Morning Post. https://www.scmp.com/week-asia/health- environment/article/3081736/corona-divorce-trends-japan-couples-lockdown-grow-fed

3　小村真理子・小川浩之（2022）．COVID-19, marriage, and divorce in Japan. Rev Econ Household. https://doi.org/10.1007/s11150-022-09609-7

4　前掲 3 と同じ。

5　Epifani, I., Wisyaningrum, S., & Ediati, A.（2020）. covid–19パンデミック時の夫婦間の苦痛と満足度。システマティックレビュー。社会科学・教育・人間研究の進歩、530、109-115.

6　Işık, R. A. & Kaya, Y.（2022）. COVID-19検疫期間中の知覚ストレス、葛藤解決スタイル、配偶者サポート、夫婦満足度の関係。Curr Psychol. https://doi.org/10.1007/s12144-022-02737-4

在宅勤務がもたらす家族の緊張などを原因とした何らかの経験をしていることを指摘している。著者らは、在宅勤務が、家事や介護の遂行に関する限り、「男女間の不平等」という問題をさらにエスカレートさせたとみなしている。これらの現象は、文化の違い、社会経済的地位の違い、言語的制約などのために、異文化間の組合せ夫婦間ではより複雑になると考える。

　さらに、パンデミック時の夫婦間の緊張を捉えた研究では、パンデミックによる夫婦関係への悪影響に対処できない夫婦がいるため、別居や離婚のケースが増加する可能性を示唆している。そこで、本稿では、2020年のデータを中心に、日本における婚姻・離婚事例の傾向分析を目的と定め、全体的な目標としてパンデミックの最初の年に、日本における国際結婚の離婚件数の増加または減少があるかどうか、実証的な証拠を提供する。とくにパンデミックの状況下で必要とされるであろうメンタルヘルスや夫婦カウンセリングのサポートに対するトレンドとその意味を明らかにする。

2　日本における国際結婚の動向

　表1をみると、日本における異文化間結婚、国際結婚の件数は、2011年以降大きな変化はなかった。しかし、2020年には件数が減少している。実際、2019年から2020年にかけて、国際結婚の件数は38％減少している。この減少率は、日本人同士の婚姻件数の減少率（11％減）と比べても、かなり高い。これはおそらく、COVID-19の大流行による外国人の日本への入国制限に起因していると考えられる。日本は2020年1月31日に海外渡航制限を開始した。この旅行禁止令は2020年9月1日に解除された。しかし、2020年12月28日に再び海外渡航禁止令が発令された。[8]

　表2によると、日本人の男性と外国人の女性の組み合わせは、2019年から2020年にかけて微増した日本人とブラジルの組み合わせ以外は、2010年から2020年にかけて減少傾向にある。日本人の男性と中国人の女性の組み合わせが最も件数が多く、日本人の男性とフィリピン人の女性の組み合わせがそれに続く。日本人の男性と

7　Kim, A. J., & Zulueta, J. O. (2020). 日本の家族とCOVID-19. "自粛"、限定された生活空間、強化された相互作用. 比較家族学研究, 51(3/4), 360- 368. https://www.jstor.org/stable/26976657

8　高原和彦（2022年2月17日）. It's official: 日本、留学生や出張者、その他の非観光客の入国制限を緩和. The Japan Times. https://www.japantimes.co.jp/news/2022 /02/17/national/japan-eases-covid-border-restrictions/.

韓国人の女性の組み合わせは3位である。

表1　日本の異文化間結婚件数 2010-2020

年	Exclusive Japanese Couple（日本人夫婦）	One Foreign Couple（1人が外国人）	Japanese Groom and Foreign Bride（妻外国人）
2010	670,015	30,207	22,843
2011	635,964	25,934	19,022
2012	645,213	23,657	17,198
2013	639,133	21,489	15,443
2014	622,652	21,131	14,999
2015	614,241	20,984	14,815
2016	599,518	21,189	14,858
2017	585,488	21,464	14,799
2018	564,629	21,852	15,060
2019	577,088	21,919	14,911
2020	510,055	15,452	9,229
計	6,663,996	245,278	173,177

Source: www.e-stat.go.jp

表2　日本人男性・外国人女性の組合せ国別結婚件数

年	韓国	中国	フィリピン	タイ	米国	英国	ブラジル	ペルー
2010	3,664	10,162	5,212	1,096	223	51	247	90
2011	3,098	8,104	4,290	1,046	202	53	239	95
2012	3,004	7,166	3,517	1,089	179	52	209	80
2013	2,734	6,253	3,118	981	184	38	212	70
2014	2,412	6,019	3,000	965	202	50	221	80
2015	2,268	5,731	3,072	939	199	44	278	83
2016	2,031	5,531	3,371	971	246	55	216	87
2017	1,836	5,121	3,630	976	235	58	291	98
2018	1,779	5,030	3,676	988	266	66	302	109
2019	1,678	4,723	3,666	986	286	52	318	103
2020	1,300	2,393	1,955	637	240	55	247	92
計	25,804	66,233	38,507	10,674	2,462	574	2,780	987

Source: www.e-stat.go.jp

表3　日本人女性・外国人男性の組合せ国別結婚件数

年	韓国	中国	フィリピン	タイ	米国	英国	ブラジル	ペルー
2010	1,982	910	138	38	1,329	316	270	100
2011	1,837	850	130	45	1,375	292	299	106
2012	1,823	820	139	33	1,159	286	273	92
2013	1,689	718	105	31	1,158	247	286	107
2014	1,701	776	118	27	1,088	236	329	117
2015	1,566	748	168	36	1,127	235	344	115
2016	1,628	790	151	32	1,059	248	315	95
2017	1,690	812	216	40	1,074	222	325	131
2018	1,641	847	269	29	1,061	239	346	89
2019	1,764	917	265	37	989	233	332	114
2020	1,575	629	188	19	1,025	204	255	87
計	18,896	8,817	1,887	367	12,444	2,758	3,374	1,153

Source: www.e-stat.go.jp

　表3をみると、日本人女性と外国人男性の国際結婚は、日本人の男性との国際結婚に比べ、相対的に数が少なくなっている。日本人女性と外国人男性の組み合わせは、前タイプと同様、2019年から2020年にかけて増加した日本人女性とアメリカ人男性の結婚の組み合わせを除き、10年スパンで減少傾向にある。結婚の組み合わせの中では、日本人女性と韓国人男性の組み合わせが最も件数が多く、アメリカ人との組み合わせがそれに続いている。中国人との組み合わせの結婚が3位となっている。

3　日本における国際結婚カップルの離婚の傾向

　結婚と同様に、離婚件数も2010年から2020年にかけて着実に減少している。国際結婚の場合、日本人の妻と外国人の夫という組み合わせに比べ、日本人の夫と外国人の妻という組み合わせの離婚が多い。日本ではいわゆるコロナ離婚がSNSで流行語となったが、2019年から2020年にかけて、国際結婚の離婚件数は17％減少している。この数字は、パンデミックとその波及による夫婦関係の質への影響から、国内の離婚件数が急増したとする話と矛盾している（表4）。

　国別の離婚件数は、日本人夫とブラジル人妻の組み合わせを除き、日本で比較的一般的な国際結婚の組み合わせで、着実に減少している（表5参照）。

　中国人とフィリピン人の妻との組み合わせでは、より多くの事例が指摘されてい

る。最も件数の少ない組み合わせは、イギリス人妻との組み合わせである。外国人の夫との組み合わせの離婚は、相対的に数が少なくなっている。

2019年から2020年にかけての離婚事例で最も減少率が低いのは、日本人だけの組み合わせで7%。一方、日本人の夫とイギリス人やブラジル人の妻との組み合わせ

表4　日本の国際結婚における離婚件数の推移 (2010-2020)

年	どちらかが外国人夫婦	日本人妻と外国人夫	日本人夫と外国人妻
2010	18,968	15,258	3,710
2011	17,832	14,224	3,608
2012	16,288	12,892	3,396
2013	15,196	11,887	3,309
2014	14,138	10,932	3,206
2015	13,676	10,440	3,236
2016	12,949	9,784	3,165
2017	11,663	8,757	2,906
2018	11,044	8,089	2,955
2019	10,647	7,681	2,966
2020	8,845	6,278	2,567
計	151,246	116,222	35,024

Source: www.e-stat.go.jp

表5　日本人男性と外国人女性の国別離婚件数の推移

年	韓国	中国	フィリピン	タイ	米国	英国	ブラジル	ペルー
2010	2,560	5,762	4,630	743	74	23	103	59
2011	2,275	5,584	4,216	665	66	14	96	49
2012	2,003	4,963	3,811	652	64	18	92	47
2013	1,724	4,573	3,547	649	63	21	93	38
2014	1,619	4,093	3,247	603	73	22	101	29
2015	1,450	3,884	3,200	563	67	19	79	37
2016	1,314	3,603	2,989	525	58	17	89	39
2017	1,174	3,192	2,715	429	43	17	106	39
2018	1,044	2,887	2,507	464	65	14	80	42
2019	960	2,678	2,392	442	65	22	87	47
2020	801	2,090	1,913	307	53	23	111	36
計	16,924	43,309	35,167	6,042	691	210	1,037	462

Source: www.e-stat.go.jp

の異文化間カップルは減少していない（図1）。

4　日本における離婚とCOVID–19の状況

　WHO のデータによると、日本は 2020 年 1 月以降 2022 年 12 月までの
COVID-19 感染者数がすでに約 2600 万人となっている。日本では 2020 年 1 月 16
日に最初の感染者が公示されたが、当初の感染者の多くは、東京、大阪、神奈川、愛

表6　日本人女性と外国人男性の組み合わせの離婚件数の推移

年	韓国	中国	フィリピン	タイ	米国	英国	ブラジル	ペルー
2010	977	632	119	45	397	77	140	70
2011	915	632	126	37	397	98	112	70
2012	811	610	109	42	415	71	120	74
2013	747	568	109	32	384	71	133	73
2014	791	582	106	38	356	60	130	62
2015	791	489	127	36	390	84	142	55
2016	747	471	144	39	382	80	107	47
2017	628	467	122	27	352	68	109	56
2018	691	432	121	35	340	78	129	64
2019	658	458	126	39	327	78	117	53
2020	576	383	105	25	284	77	104	57
計	8,332	5,724	1,314	395	4,024	842	1,343	681

Source: www.e-stat.go.jp

図1　日本における離婚件数の減少率（組合せ形態別）

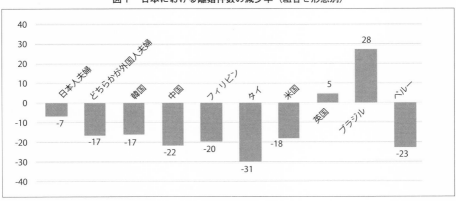

表7　離婚（外国人配偶者1人との婚姻）件数の多い都道府県トップ10

都道府県	f
東京	1,550
愛知	992
神奈川	846
大阪	760
埼玉	605
千葉	522
兵庫	329
静岡	310
福岡	222
茨城	208

表8　Covit-19の発生件数が多い都道府県（2020年12月末現在）

都道府県	Covid-19感染者
東京	60,177
大阪	29,999
神奈川	21,263
愛知	16,315
埼玉	14,298
北海道	13,442
千葉	10,826
兵庫	9,811
福岡	8,774
沖縄	5,365

表9　ピアソンのR相関結果

	Total Number of Covid Cases/Prefecture
Total No. of Divorce Cases (all types) (Per Prefecture)	0.933*
	<.001
Total No. of Divorce Cases among Japanese Couples (Per Prefecture)	0.929*
	<.001
	0.928*
One of the Couples is a Foreigner Per Prefecture (Per Prefecture)	
	<.001
Japanese Husband and Foreign Wife Per Prefecture (Per Prefecture)	0.889*
	<.001

Note: * p < .001, N=47

知、埼玉など、国内の都市化が進んだ地域であると指摘されていた。ちなみに、これらの地域は、離婚事例の多い上位5都道府県に属している（表8）。

　このような傾向を踏まえ、都道府県別の離婚データ（N=47）を用いて相関（Pearson-R）をみると表のような傾向がみられる（表9）。この検定の目的は、都道府県別の総件数と、離婚件数、日本人夫婦の離婚件数、外国人配偶者1人の離婚件数、日本人夫と外

国人妻の離婚件数の間に関係があるかどうかを確認することである。

　相関分析には、2020年12月31日の都道府県別COVID-19患者数の累積デー
タを使用した。分析の結果、変数間に有意かつ強い正の相関が見られた。つまり、
COVID-19感染者の総件数が増加すると、「日本人夫婦の離婚件数」、「いずれかが外国
人配偶者が1人の夫婦の離婚件数」、「日本人夫と外国人妻の夫婦の離婚件数」の総件
数が増加する、という関連性が明らかになった。

5　考察

　〇データが示す傾向と質的データの要請　パンデミック時の婚姻件数と離婚件数の減
少は、日本だけの特殊なケースではない。実際、他の国でも同様の傾向を示す研究が
ある。例えば、Manning and Payne[9]の研究では、アメリカ合衆国の5つの州で結婚・
離婚件数が減少していることが指摘されている。同様に、Wagner[10]らの研究でも、ア
メリカの4つの地域で結婚が減少していることが指摘されている。結婚、離婚ともに
減少が見られるが、2020年のデータだけでは、一貫したパターンを明確に提示する
ことはできない。ただ、米国は移民国家でもある。また、これらの研究は、量的な
データ解析が必須であることから当該公的機関による調査および継続的な情報公開が
欠かせない。さらに社会文化的因子の影響については、今後、一定期間にわたって検
証を各国各地域で継続的にすすめる必要があるだろう。

　〇データトレンドと社会文化的背景の相違　日本は法規上の移民を未だに認めていな
い国であり、米国との比較のみならずOECDに加盟する他の先進国との比較におい
ても、難民の受け入れは低位な国家であり、外国人の受け入れ全体も積極的とはいえ
ない。これらの因子が、婚姻と離婚に作用することは想像に難くなく、さらにパンデ
ミックが結婚、離婚、さらには夫婦関係の質に与える影響については、国際間比較が
可能となる研究の蓄積は、未だ途上にあるといわざるを得ない。

　たとえば、2021年次の各国の合計特殊出生率比較によると、フランス1.8前半、
スウェーデン1.6中、米国1.6中、英国1.6、フィンランド1.4後半などは、20年
次を含め上昇トレンドに転じているのに対し、日本1.3や韓国0.8は下降をつづけて
いる。上昇トレンドと在宅勤務率は正相関の関係にあり、ジェンダーギャップつまり
男女平等率も正の相関を示している。これらの社会文化的バックグラウンドの相違
は、婚姻や離婚の件数が同じく減少傾向にあるとしても、その意味は相当に異なるこ
とを類推させるデータであるともいえる。

離婚件数の減少は一見好ましいことだが、超高齢化社会を迎えた日本では、さらなる婚姻件数の減少が心配される。国際結婚を含む婚姻数の減少は、日本が高齢者世代を代替する能力に深刻な影響を与える可能性がある。実際、一つの証拠として[11]、2020年12月から2022年2月まで日本での出生数が減少している。事実その後の出生数も戦後最低となっている。したがって、日本政府は、パンデミックが高齢化社会に与える長期的な影響を考慮する必要がある。

　ニュース報道ではコロナの離婚がセンセーショナルに報じられているようだが、2020年のデータは少なくともそのような現象とは矛盾しているようにみえる。ただし、この数字の意味づけには注意が必要である。2020年の離婚に関するデータは、必ずしも現場の実態を反映しているとは限らない。パンデミックや外出自粛によって、結婚の準備や離婚の申請が滞っている可能性もある。離婚寸前でありながら、移動が制限されているために申請手続きができなかった夫婦もいるかもしれない。一方では、東京のような都市化された地域は、離婚件数が比較的には多い。ちなみに、COVID-19の罹患者数が最も多いのもこの地域である。離婚の絶対数が多くても、外出制限や事務所の閉鎖によって、結婚や離婚の決断が先送りされた可能性を無視できない。小村・小川[12]は、パンデミック時に結婚の決断を遅らせる理由として、「不安感」を挙げている。

　○ DVとの関連　いわゆるコロナ離婚は、数字だけでなく、理由の検証をする必要がある。パンデミック時に家庭内暴力が増加したという研究がある。例えば、アメリカの Leslie and Wilson の研究[13]では、2020年3月から5月にかけて、DVによる警察の援助を求める電話が増加した。また、安藤の論文[14]では、日本におけるDVは増

9　Manning, W. D., & Payne, K. K. (2021). COVID-19 パンデミック時の婚姻と離婚の減少。5州のケーススタディ。Socius. https://doi.org/10.1177/23780231211006976

10　Wagner, B. G., Choi, K. H., & Cohen, P. N. (2020). 米国におけるCOVID-19パンデミックに伴う結婚の減少。Socius. https://doi.org/10.1177/2378023120980328

11　Ghaznavi, C., Kawashima, T., Tanoue, Y., Yoneoka, D., Makiyama, K., Sakamoto, H., Ueda, P., Eguchi, A., & Nomura, S. (2022). 日本におけるCOVID-19パンデミック時の結婚、離婚、出生の変化。BMJ global health, 7(5), e007866. https://doi.org/10.1136/bmjgh-2021- 007866

12　前掲3と同じ。

13　レスリー、E.、&ウィルソン、R. (2020).このような場合、「扶養家族」であることが重要である。このような状況下で、「社会保障制度」は、どのような役割を果たしているのだろうか。

14　安藤玲子（2020）．ドメスティック・バイオレンスと日本のCovid-19パンデミック.アジア太平洋ジャーナル、18(18)、1-11.

加しているが、実際件数よりもデータが少ないと考えられる。このような DV の増加は、「シャドウ・パンデミック[15]」と呼ばれる言葉の出現につながった。安藤[16]が引用した国連が提示するより安全な空間を提供すると考えられていた家人（主に夫）の家庭内留め置きが、DV サバイバーにとって「永遠の危険地帯」となっているのである。したがって、このテーマに関する質的な調査は、多くの示唆的展開があるだろう。パンデミックが夫婦関係にどのような影響を与えたか、その証拠を示すために、現場の話を集めることが求められている。

「コロナ離婚」の出現は、DV のサバイバーやストレスの多い結婚生活を送る人々に提供されるべき必要な心理・精神衛生サービスにも影響を及ぼしている。すでに、夫婦喧嘩をしている人たちを支援するために、個人や企業が提供しているサービスもある。例えば、ジャパンタイムズ紙は、ある民間企業が、人間関係を修復するために、配偶者と距離を置き、休息をとるための避難所を提供していると報じている。

離婚は、日本人夫婦にとっても過酷なプロセスである。ましてや、国や文化の違う配偶者がいる夫婦であれば、なおさら困難が増すのではないか。夫婦間の問題だけでなく、外国人配偶者は、文化の違い、言語、食事、環境に慣れないことなどの問題にも自ら対処しなければならない。つまり、外国人配偶者は、すべてのネガティブな感情や感覚を自分一人で抱え込まなければならず、生活国が移民受け入れに消極的な場合には、同胞以外の他者に頼り相談や助けを求めることが困難であることは想像に難くない。

パンデミックは、マクロ的には国、ミクロ的には家庭の両方に影響を与えている。そのひとつが既述した合計特殊出生率の低下である。これは、結婚の減少や子孫を残すことへの願望やその環境要因が原因している。悪化要因の主は、やはりジェンダーギャップ、家族間婚姻規範などがあげられるが、他方女性の教育水準の向上などは各国共通の要因である。出生率の低下は、日本はすでに超高齢化社会であることから、将来に渡り社会経済的な根本的重大課題であるといえる。

高齢化による死亡数を置換するために出生率上昇を期待するが、しかし結婚数が減りながらの出生率減少は、幅広い意味において典型的な再生機会の消失を意味する。第二に、パンデミックは結婚にも影響を与え、シャドウ・パンデミック（感染症拡大

15　前掲14と同じ。
16　前掲14と同じ。

に伴う社会的影響の拡大）と呼ばれる現象をエスカレートさせている。これらの結果は、離婚の危機に瀕し、しばしば DV の被害者である個人に対して、心理的援助と結婚カウンセリングを提供する必要性を示唆している。さらに重要なことは、夫婦間の問題とは別に、文化の違いに対処しなければならない結婚移民者にも、メンタルヘルスのサービスが提供されなければならないことである。おそらく、遠隔地のカウンセリング・サービスは、移住者が慣れ親しんでいる言語で提供される要請に応えられる可能性があるだろう。これは、パンデミックに対処するだけでなく、夫婦関係の質に影響を与えたかもしれない文化の違いにも対処するのに役立つだろう。

　COVID-19 パンデミックは、すでに顕在化する世界各国の人口減少と高齢化の問題をより鮮烈に明示しつつ加速させているようにみえる。婚姻と離婚数の変動もその渦中に位置する社会現象である。こんご何年か継続するであろうパンデミックの影響、そして登場するであろう新たな感染症は、外国人の間の婚姻や移民ひいては日本の人口構造変容下における移民社会の再定義を迫っているといえよう。

参考文献

さいたま市在住のフィリピン人既婚女性が遭遇した問題―対処経験とソーシャルネットワークの観点から―. J. Natl. Ins. Public Health, 55(1), 66-71.

Masangkay, M. (26 Apr 2020). コロナ離婚」。Tokyo firm offers rooms to give people a break from their spouse. The Japan Times. https://www.japantimes.co.jp/news/2020/04/26/national/social-issues/coronavirus- divorce-tokyo-marriage-japan/

新型コロナパンデミック関連用語集

ア行

安全で秩序ある正規移住のためのグローバル・コンパクト

152の国連加盟国により採択された、移民の権利保護を目的とし各国施策や国際協力のあり方の枠組みとなる国際的文書。

意思決定支援

自己決定が困難な人に、その人の能力を最大限活かして、日常生活や社会生活に関して自らの意思に基づいた生活を送ることができるようにするために行う支援のこと。

移民統合のための全国ネットワーク（RNAIM）

ポルトガルの公的移民サポートネットワーク。教育、社会保障等様々な項目で、言語、文化の仲介、制度等についてワンストップサービスを提供。

移民総合政策指数・保健医療領域（MIPEX Health Strand）

移民統合に関する国際比較ツールの一つであるMIPEXの保健医療版で、2020年には世界50か国以上で実施。

医療資源

医療制度、医療供給問題、医師・看護師・医療機関の病床数や先進技術を用いた高額医療機器などを指し、人的資源、物的資源、経済的資源、情報的資源などを指す。

インフォデミック

科学的根拠を欠いた情報の急激な拡散状態。陰謀論、フェイクニュース、ネガティブキャンペーンなども関与する。

ウィルス生物説

生物三原則によるウィルス非生物分類に対するアンチテーゼ。ウィルス間のコミュニケーションと意識の存在の可能性を根拠としている。

カ行

外国人恐怖症

異物とみなされる人集団に対する恐怖心。内集団（受け入れ側）からの外集団（外国人）に対する対立構図を現す。

外国人母子保健活動

外国人に対して母子保健サービスを提供する活動。一般的な母子保健サービスには、母子手帳の交付、乳幼児健康診査、予防接種などがある。

外国人未払医療費補填事業

外国人が支払えなかった医療費の一部を行政が医療機関側に補填する制度。

仮放免者

在留資格を有さない等で退去強制事由に該当した者は、本来は出入国在留管理庁に収容されるところ、一時的に収容が停止され、一定の条件の元、身柄の拘束を仮に解かれた者。

感染症指定医療機関

感染症法による医療機関。第1種・第2種感染症指定医療機関と結核指定医療機関のこと。

感染症対策業務

感染症の発生状況そして動向及び原因の

調査のため、感染源の追及、接触者の把握。加えて、感染者及び接触者への健康診断勧告や就業制限、入院勧告等を含む。

感染症病床

病床は、一般・療養・精神・感染症・結核病床に区別される（医療法）。感染症病床は、新感染症・1類・2類・新型インフルエンザ感染症等に分類される（感染症法）。

基礎自治体

国の行政区画の中で最小の単位を指す。日本には市、町、村、および特別区の4種類がある。

救急認定ソーシャルワーカー

救急医療の質向上を目的にした社会福祉に関する相談援助業務を行うソーシャルワーカー。

緊急事態宣言

パンデミックの拡大防止を目的として、政府が都道府県に移動行動制限、商業活動等の自粛等を要請すること。

結婚移民者

結婚（夫婦別姓含む）により、ある国から別の国へ移動すること

検疫隔離

ウィルス等に曝露した可能性があるが未発症の人を行動制限するための隔離措置。感染拡大の予防が目的。濃厚接触者の行動制限など。

健康と移民に関するグローバル・エビデンス・レビュー（GEHM）シリーズ

WHOによる世界各国における移民や難民の健康に関する政策システマティック・レビュー報告書シリーズ

抗体検査

特定のウィルス・細菌に過去に感染したか調べる検査。ウィルス・細菌感染時に対抗する抗体（免疫）が抗原ごとに作られる。この抗体の有無によって罹患歴を検査する。

行路病人及び行路死亡人取扱法

行き倒れ（住所不定、無職、引き取り者がいない）の人が医療を要するときの取扱いに関する、日本の法律。

国際結婚

異なる国籍をもつカップルの結婚を指す。異文化間結婚、バイカルチャー結婚とも呼ばれる。

サ行

サーベイランス

感染症などの状況データに基準を設けて継続して集め、分析して情報を公開的に提供すること。病気の予防および発生抑制のために情報を収集すること。

再生産数

ある集団で感染が拡大し、免疫保持者やワクチン接種者が増えている状況下における感染症の指標＝実行再生産数。値R＜1は感染が終息方向にあり、R＞1では拡大。

幸せな低酸素血症

自覚症状程度が低位で酸素飽和度が相当に低下している症状。新型コロナ感染症では器機による測定でデータを得ることが重要である。

事業継続計画（BCP）

パンデミックや自然災害等が発生しても企業等の中核事業を継続するまたは短期復旧するための計画。

症候群サーベイランス

指定する医療機関で、症候がある患者を診察した場合において即時報告することで

早期発見すること。

人種差別

　ある人種が他の人種より優れているという感覚・考え方、または人種間の違いによって属する個人の特性、能力、資質が普遍的に異なるとする考え方。

申請主義

　社会保障制度の利用にあたって、自ら情報を探し、自治体の窓口に足を運び、申し出る必要があるという考え方。申請能力を有することを前提としていることに課題がある。

スティグマ

　個人や集団が、社会の他の構成員と異なる、または特徴的であるという社会的特徴に基づいて差別されること。または本人がそのように感じること。

咳エチケット

　米国CDCが提唱した咳にかんするエチケット。咳をするさい肘やハンカチで口をカバーする、などを推奨。ウィルス飛沫の飛散防止に効果があるとされる。

ソーシャル・ハイリスク SHR

　ソーシャルワーカーによる支援の必要性が高いと予測される心理的・社会的リスク。

タ行

第1次症例・第2次症例

　第1次症例＝感染症疾病を集団に持ち込んだ人のこと。第2次症例＝第1次症例から感染した人、第3次以降も同様に捉える。

第2種指定医療機関

　「感染症の予防及び感染症患者に対する医療に関する法律」に規定する結核、重症急性呼吸器症候群（SARS）、鳥インフルエンザなどの2類感染症の受け入れをする医療機関。

地域包括ケアシステム

　住み慣れた地域で自立した生活を最期まで送れるように、総合的なサービスを地域で一体的に提供する仕組み。

知的バイアス（認知バイアス）

　認知的な偏りのこと。人間は何かしらの認知的偏りをもっており、合理的ではない考え方をすること。

中和抗体カクテル療法

　COVID-19発症から時間が経過していない軽症の患者に対して重症化を抑制するために、体内へ複数の抗体を注入する治療法。

特定機能病院

　高度の医療提供や医療技術の開発、高度の医療に関する研修の実施を備えた厚生労働大臣の承認を受けた病院。

トリアージ

　医療機関の受け入れ数や対応能力によって、患者の症状や緊急度に応じて治療の優先順位付けをすること。

鳥インフルエンザ（H5N1）

　稀に人に感染する鳥インフルエンザのうち、重篤な肺炎や多臓器不全を起こし致死率が60％を越える感染症。鳥→人→人感染ウィルスへの変異可能性は高まっており、未曽有の世界的社会経済への被害が想定される。

ナ行

内在的公正推論

　例えば、他者がコロナに感染した際に、「コロナに感染したのは、その人が悪い人物だからだ」とする考え方。

入管法に基づく通報義務

公務員がその職務を遂行に当たって退去強制事由に該当する外国人を知ったときに課されている通報義務。

ハ行

排斥的態度

外国人への差別や偏見、スティグマといった他者を排斥するような態度。

パンデミック

エンデミックとは、一定地域で特定の疾患が継続的に発生していること。エピデミックとは、疾病が明らかに通常より多発している状態。パンデミックは、エピデミックの世界的な流行のこと。

PCR検査

Polymerase Chain Reaction検査。ウィスル遺伝子を培養液で増殖→ウィルスの有無を検出する検査。

非正規滞在者

在留資格や法定地位を有さない状態で、国内に留まっている外国人を指す。広く「不法滞在者」を用いる一方で、弁護士・行政書士・支援者・研究者の多くは「非正規滞在者」を使用している。

飛沫・エアゾル

水分を含んだウィルス塊の粒子。感染者の口・鼻から飛散し、人の口・鼻・眼等の粘膜から感染する。エアゾルは、飛沫の水分が蒸発し粒子がダウンサイズしたもので、より軽量小型で広範に飛散する。ウィルスが呼吸器深部まで到達する可能性がある。

ファイアーウォール

医療機関等に対する移民管理当局への非正規移民の通報義務免除。非正規移民の保健アクセス向上要素の一つ。

ブレイクスルー感染

ワクチン免疫の不全、ウィルスの免疫回避機能などにより、ワクチン接種効果がなく感染すること。

文化的仲介者

異なる言語を話し異なる文化的背景をもつ人々の間のコミュニケーションを橋渡しする人達・専門家。

マ行

マイクロアグレッション

敵意、無礼、否定的メッセージを示す言語的または非言語的な侮辱で、スティグマを持つ集団や疎外された集団の個人をターゲットにすること。

まん延防止等重点措置

知事が指定した所管地域が対象となる各種制限。緊急事態宣言の地方版。

無料低額診療所

社会福祉法に規定された、無保険者を含む生計困難者のために無料または低額な料金で診療を行う事業。

免疫老化

高齢者が有する免疫の量および機能の低下をいう。ワクチンによる免疫反応の低下を含む。

ヤ行

やさしい日本語

日本で生活している外国人が「易しく」理解できるように、「優しい」気持ちで言い換え、書き換えた日本語のこと。

ラ行

リスクマネジメント

大規模事故、感染症、自然災害等が発災

または発災中の損害損失被災を最小限に制御するための管理行動や運営方法。発災直後の対応は危機管理であるが、予防措置と発災後を併せた意味で用いることもある。

レイシャル・プロファイリング

　個人や集団が、社会の他の構成員と異なる、または特徴的であるという社会的文化的特徴に基づいて差別されること。

ワ行

Vaccinating Europe's Undocumented: A policy Scorecard

　調査報道NPOにより作成された、EU諸国の非正規移民に対する新型コロナワクチン接種政策に関するスコアカード。

ワクチン忌避

　ワクチン接種を受けたり子どもに予防接種を受けさせたりすることを躊躇したり拒否したりすること。

書　評 BookReview

駒井　洋

本シリーズでは、毎号、日本語で刊行された
移民・ディアスポラ関連の重要な単行本を
紹介をかねて取り上げる。今号では、鄭安
君氏と加藤丈太郎氏の単著を書評の対象と
した。

鄭安君著
『台湾の外国人介護労働者──雇用主・仲
介業者・労働者による選択とその課題』
明石書店、2021 年

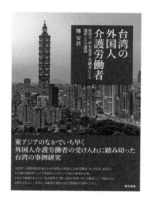

本書のねらい

　序章第 1 節では、労働力受け入れの後発
国ほど「厳格な管理」をおこなおうとする
傾向があり、それは台湾にも当てはまると
される。第 2 節第 3 項「本書の研究意義と
研究方法」においては、受け入れをめぐる
根本的な問題は、「利益最大化」および「コ
スト最小化」をめざす外国人労働者受け入

れの厳格な管理政策に起因すると主張さ
れる。

　こうして、本書のねらいは、外国人介護
労働者の受け入れ政策だけではなく、介護
制度および雇用主側の介護労働力需要に
も焦点を当て、制度のもとで人々がとった
選択とその選択が生み出す影響についての
考察を通して、台湾の外国人労働者受け
入れ課題を分析するとされる。そのため、
本書は以下の 4 つのテーマを重点的に検討
する。

　第一に、「強き雇用主・悪しき仲介者・
弱き外国人労働者」という、一見外国人労
働者にとって不利にみえる制度は、実は雇
用主および仲介業者にとっても不利な制度
であり、その意味では三者とも「制度的弱
者」といえる。この側面がみえにくかった
のは、台湾の介護労働市場が長らく買い手
市場であったことによる。

　第二に、台湾の介護労働市場が売り手市
場に大きく変化した状況のもとで、雇用主
は介護労働力の確保に苦しみ、仲介業者は
苦境に追い込まれている傾向がある。ま
た、外国人労働者の一部は自分の権利を守
るために能動的に動くようになったが、逆
により弱い立場に立たされてしまうことも

ある。こうして、三者とも「総弱者化」とも呼べるような事態が生じている。

　第三に、合法労働者だけでなく、雇用主の元から去り非正規滞在外国人となった外国人女性（失踪者）の失踪理由および失踪後の労働・生活実態を詳細に考察する。

　第四に、失踪者として働かざるをえないことは、失踪者の人権をいちじるしく脅かす。また失踪者の不断の発生は、雇用主側の介護需要や仲介業者のビジネスを危機にさらす。この意味で失踪は、台湾の厳格な管理をおこなう受け入れ政策の問題点を象徴的に示している。

　調査方法としては、質的調査方法を採用し半構造化インタビューを中心とした。調査対象者は、外国人労働者が多く集まる台北駅や宗教施設を起点として、雪だるま式標本法により得た。結果的に、一般合法介護労働者11人、訴訟問題や妊娠などの理由で保護されているシェルター入居者17人、失踪者・失踪経験者14人の合計42人が対象とされた。このほか、家庭外国人、介護労働者を雇用している家庭雇用主、宿泊型介護施設の運営関係者、仲介業者、台湾人介護労働者からの聞き取りもおこなった。調査は2016年1月から2020年9月まで断続的に実施された。

本書の構成

　本書は序章のほか5章からなる。序章第1節では、台湾の労働力供給先として東南アジア諸国が選択されたことの背景が述べられたのち、アジア地域では外国人家事・介護労働者の急増により移住労働の女性化が顕著であり、台湾も例外ではないとされる。

　2019年現在、約72万人の外国人労働者のうち女性は約39万人を占める。約26万人の外国人介護労働者のうち男性は約2000人にすぎない。外国人介護労働者の94.1%は個人の雇用主に雇われて各家庭に住み込みで働き、残りは介護施設で働く。出身国の首位は約20万人のインドネシアで、以下3万人強のフィリピン、3万人弱のベトナムが続く。

　第1章は、「台湾における外国人介護労働者増加の背景」と題されている。少子高齢化および核家族化が進行し、かつ女性の社会的進出が増加して、家族介護が難しくなっていったが、台湾人労働者が獲得できず外国人労働者に頼らざるをえなくなったとされる。台湾人介護人材の不足は、介護労働が重労働であるのに介護賃金は低くキャリアアップ機会も少なく、さらに介護職の社会的地位が低いことに由来する。

　第2章は、「介護労働者となる外国人女性の選択」と題されている。インタビューした42名のうち家庭介護労働者は32名、施設介護労働者は3名、両方経験者は6名、その他1名であった。出身国別では、インドネシア19名、フィリピン16名、ベトナム7名となった。出稼ぎの決意は海外の賃金が高いという経済的理由により、台湾の選択は第一希望ではなかったものの、諸条件を考慮した結果であった。介護労働者の労働内容は感情労働もふくめて多岐にわたり、過重労働と長時間労働が発生し、休日も少ない。暴言や暴力を加えられ、生活環境も劣悪である。そのため、「従順」と「逃走（失踪）」の間で、「抗議」や「抵抗」行動をとることも多い。

第3章は、「外国人介護労働者の失踪と失踪後の非合法介護労働」と題されている。外国人労働者の失踪のなかでは、介護労働者の比率が高い。調査対象者のなかには失踪経験者が14名いた。その全員が台湾で継続して働きたいという強い希望をもっていたが、抗議の無効、強制帰国、再雇用されないことなどへの不安から合法的に働けるかどうか疑い、失踪に踏みきった。また、仲介費用負担が重く、より良い収入を求めようとすることも失踪の原因となる。失踪後の労働実態は、「短期的な介護にたいする需要」と「短期的な介護労働」としての非合法介護労働であり、介護需要側が失踪者に頼らざるをえないことは危うさをともなっている。

第4章は、「失踪問題の社会的意味」と題されている。家庭雇用主は、経済的・心理的余裕がなく、コミュニケーションおよび家庭内リスク管理が負担となり、介護労働の安定的確保に不安をもっている。施設雇用主は、法律で定められた1：1ルール（台湾人介護労働者1人：外国人介護労働者1人）を守ることが困難なため、違法行為に走らざるをえない。仲介業者は外国人労働者の確保や利益の確保に懸念を抱くとともに、労使間トラブルの対応に追われている。三者の「総弱者化」はこうして進展している。

「弱者を作らないために何が必要なのか？」と題される第5章では、厳格な管理に基づく受け入れ制度から生じる問題点として、労働者・雇用主・仲介業者の総弱者化、失踪の発生、介護産業の発展の制限が指摘され、結論として、「利益最大・コスト最小」政策からの脱却、外国人介護労働者の台湾の介護制度への包摂、介護および介護労働にたいする市民意識の改革が必要であるとされる。

本書の意義

日本では介護分野への外国人労働者の導入の途がさまざまに模索されているが、いまだ試行段階にあるといえる。台湾では26万人にもたっする膨大な外国人介護労働者を導入し、しかもその大部分が家庭に住み込む家庭介護労働者である。その経験は、これから本格的導入に進むしかない日本にたいして、貴重な教訓を与えることは言を待たない。「利益最大・コスト最小」を求める台湾の厳格な管理制度が、大量の失踪の発生が示すように破綻しているとの本書の主張は、日本にとってまさに他山の石である。その意味で、本書の価値は高い。

本書のデータは、42人の外国人介護労働者にたいする半構造化されたインタビューを中心としている。著者が紹介する調査対象者の肉声は、その困難な日常生活を生々しく映しだし迫力に満ちている。このような調査方法を採用したことが、本書の大きなメリットとなったことを評価したい。

本書は、著者が宇都宮大学大学院に提出した博士学位論文に手を入れたものであり、その指導教官は、わたしが筑波大学時代に指導した元宇都宮大学国際学部長田巻松雄氏である。その意味で、著者はわたしの孫弟子にあたる。著者が「弱き者、虐げられた者」への強い共感を出発点としていることはわたしや田巻氏と共通であり、感慨深いものがある。

加藤丈太郎著
『日本の「非正規移民」──「不法性」は
いかにつくられ、維持されるか』
明石書店、2022 年

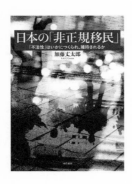

本書のねらい

本書のねらいを、序章よりみる。まず
「不法」「違法」にかえて「非正規」という語
を採用することについては、適用される法
自体がそもそも妥当でないからであるとさ
れる。つぎに一般的な「滞在者」にかえて
「移民」という語を用いるわけは、国連が
「少なくとも 12 か月間当該国に居住する
人」を移民としているにもかかわらず、日
本政府が移民概念を認めていないのは不当
であるからである。

本書の研究目的については、問い 1．移
民はなぜ「不法」になるのか、問い 2．何が
非正規移民の「不法性」を維持させるのか、
という 2 つの問いに回答することであると
される。問い 1 については、好ましい外国
人か好ましくない外国人かという線引きに
は妥当性がなく、法が「不法性」を生産し
ているとされる。問い 2 については、国家

政策、労働市場、移民の社会関係のそれぞ
れの単体よりも、「不法性」を維持させてい
る総体をインフラとして把握するほうが概
念化しやすいとされる。

調査方法としては、非正規移民に関して
は量的データに頼ることができないので、
半構造化インタビューと参与観察を主とす
る質的調査方法を採用せざるをえない。こ
うして雪だるま式標本法により、非正規移
民 38 名が調査対象とされた。この人びと
にたいして、2017 年 7 月から 2020 年 3
月まで 1 回につき 30 分から 2 時間のイン
タビューがおこなわれた。このほか、現
および元雇用主 6 名にたいしてもインタ
ビュー調査がなされた。

非正規移民は、国籍別では、ベトナム
11 名、フィリピン 7 名、マリ 4 名、イン
ド 3 名、ミャンマー 3 名、ネパール 2 名、
スリランカ、トルコ、バングラデシュ、ペ
ルー、ボリビア、ウガンダ、ナイジェリア
各 1 名となっている。在留年数は 1 年から
30 年と幅があり、平均値が 13.7 年、中
央値が 14.0 年である。難民認定申請をし
ている者は 16 名、日本で同居家族がいる
者は 20 名となっている。

本書の構成

本書は序章と終章および補論のほか 4 章
からなる。「非正規移民の研究に至る背景」
と題される序章は、「ねらい」で紹介した内
容の 3 節のほか、非正規移民数の変化、外
国人労働者政策の変遷、本書の構成の 6 節
からなる。

第 1 章は「非正規移民をめぐる歴史と先
行研究の整理」と題されている。第 1 節

では、第2次世界大戦後から1980年代、1980年代後半から90年代、2000年代、2010年代以降の4時期について、歴史と先行研究の整理がおこなわれる。第2節では、ベトナム人技能実習生・留学生に関する先行研究が検討される。第3節から第6節では、日本以外の先行研究が紹介される。第3節では、法自体によるか労働需要によって発生する「不法性」とその拡大が、第4節では非正規移民による「不法性」への反応が、第5節では移民の移住に関与する「移住産業」が、第6節では「移住インフラ」が、それぞれ検討される。

第2章は、「ねらい」で述べた問い1への回答に当たり、日本で「移民はなぜ『不法』になるのか」が、質的データにもとづいて具体的に検討されている。第1節では、経済的合理性、本国の政治状況、情報の入手からなる来日の経緯が、第2節では、「不法」になるまでの類型として、在留期限の超過、在留資格変更の失敗を経ての超過滞在、非正規入国が、第3節では、移民を「不法」にさせる法、制度、移住産業が、それぞれ検討されている。

第3章は、「ねらい」で述べた問い2への回答に当たり、日本で「何が非正規移民の『不法性』を維持させるのか」が、綿密なインタビューにもとづいて検討されている。第1節では、ベトナム人女性の元技能実習生、日本国籍の連れ子を養育するインド人男性、強制送還されたフィリピン人男性の事例が紹介される。第2節では「移住インフラ」概念を用いる理由が、第3節では、「不法性」を維持させる要素として、海外の先行研究の経済、商業、技術、人道、社会の5つの要素に加えて、家族、制度の2

要素が追加される。第4節では、第1節で紹介された3名について、これら7つの要素の相互作用が分析される。

第4章は本書の結論的部分に当たる。第1節では、難民認定申請者を難民偽装とし、技能実習生を「失踪」者とし、朝鮮半島出身者の日本への帰来者を「密航」者とすることによる「国家による移民への意図的な『不法性』の生産」が概観される。第2節では、技能実習生や留学生を短期間で循環させることにより社会関係が形成されにくく、その結果移住産業の介入の余地が発生するとされる。第3節では、「不法性」を維持させるための移住インフラは、移動ではなく不動に指向するとされる。第4節では、日本での長期在留が非正規移民の主体的な選択によるものであるから主体性が存在するとされる。第5節では、非正規移民と日本人雇用主とのあいだの関係性が一方向から双方向へと変化したことが示される。

「まとめにかえて」と題される終章では、まず序章から第4章までが要約されたあと、本書の特徴として包括性や分野横断性が指摘される。さらに学術的貢献として非正規移民から移民全般への理論的適用の可能性と、欧米ではなくアジア発の研究の重要性が主張される。つづいて本書の限界として、子ども・青年、韓国・中国出身者の欠落と法務省関係者からの情報の不足が反省される。今後の課題としては、日本の移民政策がもたらす様々な課題への対処が提案される。

「政策分析・政策提言」と題される補論では、第1節で特定技能実習制度が非正規移民に与える影響については、技能実習生

からの移行数が少なく非正規移民の置換は
なしえないとする。第2節では、難民条約
の趣旨に沿った難民の処遇がなされるべき
であるとする。第3節では、アムネスティ
がなされていない以上、在留特別許可はそ
の次善策とならざるをえないが、そのガイ
ドラインはきわめて不十分であるからその
改訂が必要とされるとする。

本書の意義

　本書の著者加藤丈太郎氏（1981年生
まれ）は、非正規移民の救援NGOとして
顕著な実績をあげているAsian People's
Friendship Societyに2003年から2017
年までの15年間相談員として参加した。
救援の過程で接触した入管当局について
は、在留特別許可の不許可の理由を開示し
ないので不信感をつのらせてきた。この
15年間の活動の体験が本書を執筆させた
原動力であり、本書の説得力をすこぶる強
いものにしている。
　著者は2004年に早稲田大学大学院修
士課程に入学していたが、2017年に同博
士課程に入学し2020年に学位論文を提
出し、学位を得た。本書はこの学位論文に
加筆・訂正したものである。同大学国際学
術院アジア太平洋研究センターの助教をつ
とめたのち、2022年4月からは武庫川女
子大学専任講師に就任した。学位論文の主
指導教官は外国出身者であり、海外におけ
る先行研究を援用する本書の特徴はその指
導による。
　本書は、非正規移民の「不法性」がどの
ように構築され、維持されるかをきわめて
明確に理論化している。このような問題意

識は、従来の日本の移民研究にはほとんど
存在しなかったといえ、本書の存在価値を
高いものとしている。
　さらに本書の意義としては、38名の調
査対象者と6名の雇用主にたいする4年近
くにたっする綿密なインタビューと参与観
察にもとづき、的確な情報を収集している
ことがあげられる。ここ数年日本における
非正規移民の状況は大きく変化している
が、本書がその最新の動向をフォローして
いることも本書のメリットである。

編集後記

小林真生

　5月5日の記者会見で、WHOのテドロス事務局長は世界で692万人以上が犠牲になった新型コロナの緊急事態終了を宣言した。日本でも、常識となってきたマスクの着用が緩和されるなど、コロナは生活の一部となった印象がある。もちろん、年始前後には1日当たりの犠牲者が連日過去最多を記録しており、引き続きこの3年間と真摯に向き合い続けなければならない。そうした「コロナは既に移民社会となっている日本に何を残し、何を明らかにしたのか」との問いへの回答が本書である。

　一連の成果を閉じるに当たり個人的に着目したいのは、「在日コリアンとコロナ」という命題であった。極めて重要な視点だと思われるが、現時点で筆者は寡聞にして該当する文献を知らない。実は、本書の企画当初、この問いに回答できる人物から執筆の快諾を受けていた。それが、コリアNGOセンター東京事務局長を務められていた金朋央さんである。御存知の方も多いと思うが、彼は2022年2月に47歳の若さで天に召された。金さんは富山県生まれで、サハリン残留朝鮮人問題にも取り組まれており、筆者の調査地が富山県およびサハリンを海から望める稚内市だったこともあり、お会いすると研究の進捗や地元の話をするのが常であった。そうした縁もあり、筆者が企画を引き継ごうと思ったものの、時間的な制約や力不足もあり、形にすることは叶わなかった。ただ、調査を行う中で貴重なお話を伺ったこともあり、筆者が気づいた点を後書きに代えて書き留めておきたい。

　在日コリアンの事例を考える上で、筆者が注目したのは川崎市桜本地区であった。同地は戦前から在日コリアンの集住地であり、戦後まもなく朝鮮学校が設けられ、当初は帰国を念頭に置いていた彼らも、次第に地域に根を下ろしていった。そして、在日大韓基督教会川崎教会の保育活動を出発点に、社会福祉法人青丘社が1973年に厚生省から認可を受け、その後は「だれもが力いっぱい生きていくために」の意図の下、対象を在日コリアンに限定せず保育園から高齢者・障がい者福祉まで、様々な活動を行っている。そうした背景を持つ桜本の在日コリアンの高齢者と朝鮮学校生が、コロナ禍でどのような生活を送ったのかを概観する。

　まず、高齢者の特徴として1982年に国民年金制度の国籍要件が撤廃されたもの

の、周知の不十分さ等もあり、無年金あるいは低年金状態となりやすいことが挙げられる。また、朝鮮半島では家父長制が強い印象もあるが、自ら道を切り拓いてきた在日の高齢者は子ども世代の負担になることを良しとせず、近年は同居しない場合も増えているという。これは日本の家庭にも見られる傾向であるが、高齢者の孤立を招きやすいことから、青丘社は識字教育、旅行や食事を通じた交流クラブ、デイサービスなどの活動を通じて、高齢者コミュニティを支えてきた。しかし、高齢者に重症化リスクが高い新型コロナに対応する際には、そうした対人接触を伴う手法に制限が求められた。青丘社では自ら生活を構築してきたとの自負のある高齢者の意向を最優先し、出来得る限り対人交流を維持した。

　また桜本地区の在日コリアンの子どもの就学先は、地元の公立校と朝鮮初級学校（中級部以降は横浜の朝鮮学校へ）に大別される。朝鮮学校が高校無償化の対象から外れたことは話題になるが、そもそも義務教育期間に当たる学年でも朝鮮学校は無償化の対象ではなく、民族文化の継承に意識的であり自己負担も受け入れる層が、子弟を朝鮮学校に通わせている。桜本地区に朝鮮学校が存在していることに対して、学校はもちろんのこと地元社会もその重要性を強く意識し、ある人は同校を「地域の宝」と呼んでいる。実際に、就学生の祖父母を招く敬老会、親世代や卒業生による読み聞かせ、多くの後援会員を抱える給食支援活動等、周囲のサポートは厚い。また、朝鮮学校は従来地域の交流拠点として機能してきたものの、コロナ禍となり対面事業の多くが停止を余儀なくされた。日々成長していく子ども世代にとって、地域との繋がりを十分に経験できない期間が生じたのである。一方、コロナ禍において朝鮮学校間では日本全国で同じ教科書を使っていることもあり、リモートで授業が行われた際は、ネットを通じた教え方の上手い教員が全国一律で授業を担当するなどの工夫もこらされたという。

　コロナ以前の在日コリアン社会は、良い意味で密であった。桜本地区では、その維持に努めつつ、変化にも対応した面がある。困難に直面すると弱者にシワ寄せが向かうことは確かであるが、強い信念や柔軟な発想が新たな道を拓き、絶えず働きかけてきた行政の変化が感じられることもある。多方面からコロナ禍とその後を見ていくことの必要性を川崎の事例は示している。

　コロナ禍で、当事者も多く、編集作業が大変遅れる中、刊行を待って下さった明石書店の大江道雅代表取締役社長には大変ご心配をおかけした。状況が刻々と推移する出版業界の中で、本シリーズの出版を担い続けて下さることに心より感謝申し上げる。

2023 年 5 月 12 日

執筆者紹介（執筆順）

監修者紹介

駒井洋（こまい・ひろし）

筑波大学名誉教授。移民政策学会元会長。東京大学大学院社会研究科博士課程修了。博士（社会学）。

主な著書『国際社会学研究』（日本評論社、1989年）、『移民社会学研究——実態分析と政策提言1987 − 2016』（明石書店、2016年）。監修書に「移民・ディアスポラ研究1 〜 9」（明石書店、2011〜 2020年）など。

編著者紹介

山田健司（やまだ・けんじ）

帝京科学大学 医療科学部・大学院医療科学研究科教授。長崎純心大学大学院人間文化研究科博士後期課程修了。博士（学術・福祉）。静岡県下田市出身。出版社、公務員等を経て現職。

主な研究テーマ：超少子高齢社会における地域セフティネットの構築、外国人家事介護労働者の権利擁護システム、機械学習による事象生成要因分析の社会科学領域への応用。

主な著書：『人間福祉の発展を目指して』（西三郎編著、勁草書房、1999）、「東日本大震災死亡者の群像 - 年齢構成比による死亡要因の類推」『社会政策』（社会政策学会誌4巻1号、2012）、「東アジアにおける家事介護労働市場の現状—日本への影響」『社会政策』（社会政策学会誌7巻2号、2015）等。

小林真生（こばやし・まさお）

立教大学兼任講師。早稲田大学大学院アジア太平洋研究科博士後期課程修了。博士（学術）。群馬県太田市出身。地方都市における対外国人意識、スポーツ選手の国籍選択を研究。

主な著書『日本の地域社会における対外国人意識——北海道稚内市と富山県旧新湊市を事例として』（福村出版、2012年）。「地域社会を通じて見た外国人技能実習制度——北海道稚内市の事例を中心に」『現代における人の国際移動——アジアの中の日本』（吉原和男編著、慶應義塾大学出版会、2013年）、「対外国人意識改善に向けた行政施策の課題」『社会学評論』（第58巻第2号、2007年）。編著に『移民・ディアスポラ研究3　レイシズムと外国人嫌悪』『移民・ディアスポラ研究9　変容する移民コミュニティ』（駒井洋監修、明石書店、2013年、2020年）

執筆者紹介

藤田雅美（ふじた・まさみ）

国立国際医療研究センター国際医療協力局連携協力課長、みんなの外国人ネットワーク（MINNA）運営メンバー、みんなのSDGs事務局長、長崎大学客員教授。医師、博士（保健学）。主な著書「移民の健康」『" 実践 グローバルヘルス―現場における実践力向上をめざして―"』（杏林書院、2022年）。主な論文『"Staying at home" to tackle COVID-19 pandemic: rhetoric or reality? Cross-cutting analysis of nine population groups vulnerable to homelessness in Japan』（Tropical Medicine and Health, 2020）、

『HIV service delivery models towards 'Zero AIDS-related Deaths': a collaborative case study of 6 Asia and Pacific countries』（BMC Health Services Research, 2015）。

小松愛子（こまつ・あいこ）

みんなの外国人ネットワーク（MINNA）実施メンバー

神田未和（かんだ・みわ）

国立国際医療研究センター国際医療協力局連携協力部連携推進課、みんなの外国人ネットワーク（MINNA）実施メンバー

清原宏之（きよはら・ひろゆき）

国立国際医療研究センター国際医療協力局

池田早希（いけだ・さき）

国立国際医療研究センター国際医療協力局客員研究員

岩本あづさ（いわもと・あづさ）

国立国際医療研究センター国際医療協力局連携協力部保健医療協力課長、みんなの外国人ネットワーク（MINNA）実施メンバー

手島祐子（てしま・ゆうこ）

東京大学大学院医学系研究科国際地域保健学教室客員研究員、みんなの外国人ネットワーク（MINNA）事務局

新居みどり（にい・みどり）

NPO法人国際活動市民中心（CINGA）理事・コーディネーター

主な著書（論文）『医療現場の外国人対応 英語だけじゃない「やさしい日本語」』（2021、南山堂、

共著）など

村田陽次（むらた・ようじ）

東京都生活文化スポーツ局都民生活部 課長代理（活動支援国際担当）

加藤丈太郎（かとう・じょうたろう）

武庫川女子大学 文学部 英語グローバル学科 専任講師

主な著書（論文）『日本の非正規移民──「不法性」はいかにつくられ、維持されるか』（2022、明石書店）、『多文化共生　人が変わる、社会を変える』（2018、凡人社、共著）など

弓野綾（ゆみの・あや）

東京大学大学院医学系研究科国際地域保健学教室 博士課程 学生、川崎医療生活協同組合 川崎セツルメント診療所 医師、みんなの外国人ネットワーク（MINNA）実施メンバー

沢田貴志（さわだ・たかし）

特定非営利活動法人シェア＝国際保健協力市民の会副代表、みんなの外国人ネットワーク（MINNA）運営メンバー

佐藤寛（さとう・かん）

開発社会学舎 主宰、みんなの外国人ネットワーク（MINNA）運営メンバー

仲佐保（なかさ・たもつ）

特定非営利活動法人シェア＝国際保健協力市民の会共同代表、みんなの外国人ネットワーク（MINNA）代表

青柳りつ子（あおやぎ・りつこ）

行政書士・社会福祉士

主な著書（論文）『いっしょに考える外国人支援──関わり・つながり・協働する』（2020、明石書店、第1章分担執筆）など。

小島好子（こじま・よしこ）

自治医科大学附属病院患者サポートセンター 医療福祉相談室長

主な著書（論文）「救命救急センターにおける医療ソーシャルワーカーが介入する患者の特性と退院支援」（日臨救医誌 2014;17:395-402、査読有）、「救急医療において MSW の介入に影響を与える因子の検証」（日臨救医誌 2018;21:478-487、査読有）、「電子カルテシステム（SOAP）下のもと活用できる経過記録の見える化をめざして−経過記録の工夫による実践過程の可視化とその取り組

み－」（医療と福祉 Vol.54 No.107. 公益社団法人 日本医療社会福祉協会 2020;9-14、査読有）、「医療ソーシャルワーク実践における MSW の思考過程の可視化－退院支援時の違和感に焦点を当てて－」（医療と福祉 Vol.55 No.109. 公益社団法人 日本医療ソーシャルワーカー協会 2021;28-34、査読有）、「高齢者虐待、救急患者支援　地域につなぐソーシャルワーク─救急認定ソーシャルワーカー標準テキスト」（へるす出版、2017 年；167 － 171）、「実践過程に沿った記録・ソーシャルワーク記録（改訂版）」（誠信書房、2018 年；47 － 60）

平林朋子（ひらばやし・ともこ）

公益財団河野臨牀医学研究所　品川リハビリテーション病院　介護老人保健施設ソピア

御殿山　医療ソーシャルワーカー

『医療福祉総合ガイドブック・年度版』（2018 ～ 2022、NPO 法人日本医療ソーシャルワーク研究会、医学書院）「今日の医療ソーシャルワークに求められる視点と役割　特別養護老人ホームとの連携」（2015、地域連携　9.10 月号　日総研）

橋本翠（はしもと・みどり）

吉備国際大学心理学部心理学科教授

主な著書（論文）「近年における生理学的指標を用いたスヌーズレン研究の概観」（スヌーズレン教育・福祉研究 5,63-65）、「スヌーズレンルームにおける視覚刺激の色彩効果について - 事象関連電位（ERP）を用いて」（スヌーズレン教育・福祉研究 4,40-48）

渡邊佳代子（わたなべ・かよこ）

地方独立行政法人　広島市立病院機構　広島市立舟入市民病院　主任医療ソーシャルワーカー

主な著書（論文）『介護保険時代の医療福祉総合ガイドブック・年度版』（2001 ～ 2004、NPO 法人日本医療ソーシャルワーク研究会、医学書院）、『医療福祉総合ガイドブック・年度版』（2006 ～ 2022、NPO 法人日本医療ソーシャルワーク研究会、医学書院）、「現代社会と福祉」『社会福祉原論』（2016、ふくろう出版）、「地域連携　入退院と在宅医療」『今日の医療ソーシャワークに求められる視点と役割』（2016、日総研）、「医療ソーシャルワーカーの退院援助にかかわる現状についての一考察」（2018、医療ソーシャルワーク研究　No8　日本医療ソーシャルワーク学会）、「地域包括ケア時代の医療ソーシャルワーク実践テキスト」（2018、日総研）、「医療ソーシャルワーカーの退院援助における現状と今後の課題」（2019、介護福祉研究　Vol.26　岡山県介護福祉研究会　中国四国介護福祉学会）、「改訂版　地域包括ケア時代の医療ソーシャルワーク実践テキスト」（2021、日総研）

金澤寛（かなざわ・ゆたか）

広島文化学園大学看護学部看護学科教授

主な著書（論文）「スヌーズレンルームにおける視覚刺激の色彩効果について - 事象関連電位

（ERP）を用いて」『スヌーズレン教育・福祉研究 4』（2021、pp.40-48）、「制振ブレースに用いるエネルギー吸収材の耐力略算式と適正形状について」（2003、日本建築学会構造系論文集 68（564）, pp.125-133）、「エネルギー吸収型建物の制振性能評価法に関する研究」（2002、鋼構造年次論文集 8, pp.117-124）

メルビン・A・ジェバー

デ・ラ・サール大学マニラ校社会学・行動科学科教授。

立命館アジア太平洋大学大学院修了　博士（アジア太平洋学）。異文化間結婚、教育社会学、健康社会科学、エビデンスに基づく政策介入、保護者の関与になどについて幅広く研究。多国間での共同研究、WHO、国連の受託研究多数。

ザルディ・C・コラード

デ・ラ・サール大学マニラ校社会学・行動科学科助教授。

デ・ラ・サール大学大学院修了　博士（社会学）。家族、健康、人口を専攻。紛争の社会的影響、GIDA（Geographically Isolated and Disadvantaged Areas）地域の保健システム、パンデミック時の教育などを研究。グローバルジャーナル誌に複数の論文を執筆。

ジョハンナ・ズルエタ

東洋大学社会学部国際社会学科教授。一橋大学社会学研究科博士号取得（社会学）。移民研究、ジェンダー、エスニシティ、トランスナショナリズム、高齢化する移民に関する研究をする。最近の主な著書は『Okinawan Women's Stories of Migration: From War Brides to Issei』（Routledge、2022）、「Caring From a Distance: Aging Migrants and their Elderly Kin back in the Homeland」『Handbook of Transnational Families Around the World』 Cienfuegos, J.,Brandhorst,R.,Bryceson, D.（編者）（Springer、2022）

移民・ディアスポラ研究 11
新型コロナパンデミック下の医療と移民
——情報・保健・医療サービス

2023 年 6 月 30 日　初版第 1 刷発行

監修者　　　駒　井　　　洋
編著者　　　山田健司・小林真生
発行者　　　大　江　道　雅
発行所　　　株式会社 明石書店

〒 101-0021 東京都千代田区外神田 6-9-5
電　話　　03（5818）1171
FAX　　 03（5818）1174
振　替　　00100-7-24505
http://www.akashi.co.jp

装丁　　　明石書店デザイン室
印刷　　　株式会社 文化カラー印刷
製本　　　協栄製本株式会社

（定価はカバーに表示してあります。）　　　　　　ISBN978-4-7503-5584-9

国際社会学のパイオニア
駒井洋自伝 知への飛翔と地球遍歴
駒井洋著
◎3600円

貧困パンデミック
寝ている『公助』を叩き起こす
稲葉剛著
◎1800円

アンダーコロナの移民たち
日本社会の脆弱性があらわれた場所
鈴木江理子編著
◎2500円

コロナ禍が変える日本の教育
教職員と市民が語る現場の苦悩と未来
NPO法人「教育改革2020『共育の杜』」企画・編集
◎2000円

コロナ禍における日米のNPO
増大するニーズと悪化する経営へのチャレンジ
柏木宏編著
◎2400円

移民が導く日本の未来
ポストコロナと人口激減時代の処方箋
毛受敏浩著
◎2000円

ポスト・コロナ学
パンデミックと社会の変化・連続性、そして未来
秋山肇編
◎2400円

疫病の世界史
[上]黒死病・ナポレオン戦争・顕微鏡
[下]消耗病・植民地・グローバリゼーション
フランク・M・スノーデン著
桃井緑美子、塩原通緒訳
◎各3000円

図表でみる移民統合 OECD/EU
インディケータ(2018年版)
経済協力開発機構(OECD)、欧州連合(EU)編著
斎藤里美・三浦綾希子・藤浪海監訳
◎6800円

図表でみる世界の保健医療 オールカラー版
OECDインディケータ(2021年版)
OECD編著 村澤秀樹訳
◎6800円

日本の移民統合 全国調査から見る現況と障壁
永吉希久子編
◎2800円

アフターコロナの公正社会
学際的探究の最前線
石戸光、水島治郎、張暁芳編
◎3200円

コロナ危機と欧州・フランス
医療制度・不平等体制・税制の改革へ向けて
尾上修悟著
◎2800円

トランスジェンダー問題 議論は正義のために
ショーン・フェイ著
高井ゆと里訳 清水晶子解説
◎2000円

難民とセクシュアリティ
アメリカにおける性的マイノリティの包摂と排除
工藤晴子著
◎3200円

社会関係資本 現代社会の人脈・信頼・コミュニティ
ジョン・フィールド著
佐藤智子、西塚孝平、松本奈々子訳 矢野裕俊解説
◎2400円

〈価格は本体価格です〉